CONTRIBUTION A L'ÉTUDE

DU

TRAITEMENT DES NÉPHRITES PAR LES BAINS CHAUDS

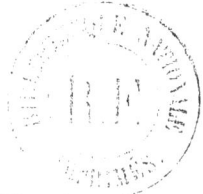

LE

BAIN D'AIR CHAUD

DANS LES NÉPHRITES

PAR

Le Dr H. PELON

Ancien Externe des Hôpitaux de Montpellier
Ancien Interne provisoire des Hôpitaux de Montpellier

MONTPELLIER

TYPOGRAPHIE ET LITHOGRAPHIE CHARLES BOEHM

Éditeur du Nouveau Montpellier Médical

—

1897

CONTRIBUTION A L'ÉTUDE

DU

TRAITEMENT DES NÉPHRITES PAR LES BAINS CHAUDS

LE

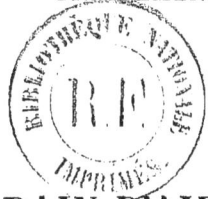

BAIN D'AIR CHAUD DANS LES NÉPHRITES

PAR

Le Dr H. PELON

Ancien Externe des Hôpitaux de Montpellier
Ancien Interne provisoire des Hôpitaux de Montpellier

MONTPELLIER

TYPOGRAPHIE ET LITHOGRAPHIE CHARLES BOEHM·

Éditeur du Nouveau Montpellier Médical

—

1897

A MES AMIS

H. PELON

A MES PARENTS

H. PELON

AVANT-PROPOS

A la troisième session du Congrès Français de Médecine, tenue à Nancy, en 1896, notre maître, M. le professeur Carrieu, a fait, en collaboration avec M. le Dr Magnol, son chef de clinique, une communication sur l'emploi du bain d'air chaud dans l'albuminurie. Durant le cours de nos études médicales, nous avons eu l'occasion de voir plusieurs malades, atteints de néphrite, soumis à cette méthode thérapeutique et en retirer d'excellents effets ; pendant ces derniers mois en particulier, il nous a été donné d'observer de très près, dans le service de M. le professeur Carrieu, quatre malades de cet ordre, chez lesquels le bain d'air chaud a produit de très bons résultats. Aussi, avons-nous pensé qu'il serait de quelque intérêt de faire une étude un peu détaillée de ce mode de traitement et de rapprocher ses effets de ceux que produisent, dans les cas de néphrites, les autres modes de balnéation chaude. M. le professeur Carrieu nous ayant encouragé dans cette voie, nous avons fait de cette étude le sujet de notre thèse de Doctorat.

Voici les grandes divisions de notre travail :

Dans le chapitre premier, nous exposons les principales indications auxquelles s'adresse, dans certains cas de néphrites, et principalement dans la néphrite épithéliale, le bain chaud, en général, quelle que soit sa nature.

Le chapitre II est consacré à l'étude du bain d'eau chaude.

Le chapitre III, au bain de vapeur.

Dans le chapitre IV, nous commençons l'étude du bain d'air chaud, et nous décrivons ses divers procédés d'administration.

Le chapitre V traite en détail de ses effets physiologiques et thérapeutiques.

Les indications et les contre-indications sont résumées dans le chapitre VI.

Au moment de terminer nos études médicales, nous avons à cœur d'adresser ici l'expression de notre profonde gratitude à tous nos maîtres des Hôpitaux pour l'instruction pratique que nous avons reçue d'eux et pour l'aménité dont ils ont toujours fait preuve à notre égard.

Mais, parmi eux, il en est plusieurs que nous ne saurions quitter sans leur marquer, d'une manière spéciale, nos remerciements.

Qu'ils soient, tout d'abord, acceptés par M. le professeur Carrieu, qui n'a cessé de s'intéresser à nous, durant tout le cours de nos études, qui a toujours été si bienveillant et qui a contribué pour une si large part à notre instruction médicale pratique. La sympathie qu'il nous a toujours témoignée nous rend plus sensible encore l'honneur qu'il nous fait, en acceptant la présidence de notre thèse.

Nous ne saurions trop remercier aussi M. le professeur Grasset de l'intérêt tout particulier qu'il a bien voulu témoigner à notre travail.

Que M. le professeur honoraire Dubrueil, dont nous avons eu l'honneur d'être l'externe, nous permette de lui exprimer aujourd'hui toute notre gratitude pour l'affectueuse bienveillance qu'il n'a cessé, depuis, de nous prodiguer. Nous sommes fier d'avoir eu un tel maître. C'est la reconnaissance d'un élève dévoué que nous lui adressons.

M. le professeur Hamelin, MM. les professeurs agrégés Sarda et Brousse, M. le médecin principal Bablon, dont nous avons été l'externe et l'interne, nous ont sans cesse manifesté une toute particulière attention. Nous les en remercions bien vivement, et nous saurons ne pas l'oublier.

C'est aussi vers chacun de nos maîtres de la Faculté que va notre gratitude. Merci à MM. les professeurs agrégés de Rouville, Rauzier et Mouret pour leurs excellents conseils et leur haute direction. Merci également à M. le professeur agrégé Bosc pour l'affabilité avec laquelle il nous a accueilli dans son laboratoire.

Il est enfin un de nos maîtres que nous n'avons point encore nommé et auquel nous gardons une particulière reconnaissance. Que M. le professeur Ducamp nous permette de le saluer ici d'une façon toute spéciale ; ses bons conseils ne nous ont jamais fait défaut ; en bien des circonstances il nous guida. Nous garderons à jamais le souvenir de ce maître excellent.

LE

BAIN D'AIR CHAUD DANS LES NÉPHRITES

CHAPITRE PREMIER

Indications générales remplies par les bains chauds

L'emploi des bains et des enveloppements chauds dans le traitement des néphrites ne date pas d'hier.

Osborne a, un des premiers, préconisé, dans ce cas, les bains d'eau chaude et de vapeur. La même méthode thérapeutique a été conseillée par quelques auteurs italiens. Mais c'est surtout en Allemagne que les bains chauds ont été appliqués au traitement des néphrites, et nous voyons Liebermeister, Leube, Bartels, Hoffmann, Rosenstein, Ziemssen, insister sur leurs avantages.

Or, quelles sont les indications qee l'on se propose de remplir en traitant certaines formes de néphrites, et particulièrement les néphrites épithéliales, par les bains chauds, quelle que soit d'ailleurs la nature de ces dernier s?

Ce sont les suivantes :

1° Mettre à profit les propriétés vicariantes de la peau à l'égard du rein et soustraire par la peau des toxines urinaires ;

2° Faire résorber les œdèmes ;

3° Indication moins connue et pourtant non moins importante, régulariser et activer les échanges moléculaires, par excitation périphérique du tégument.

La peau, en effet, est un émonctoire important par lequel s'éliminent bien des matériaux solides et beaucoup de toxines. A l'état normal, la sueur, outre des sels organiques et minéraux, contient des matières extractives et de l'urée. L'on sait aussi qu'un grand nombre de principes médicamenteux ou toxiques sont éliminés par la sueur : les arsénites et arséniates, le bichlorure de mercure, l'iode et ses composés, le camphre, l'opium, etc... Ce sont là des faits depuis longtemps démontrés et acceptés. Mais le rôle toxique de la sueur normale a été très discuté, car l'analyse chimique ne révèle pas, dans cette sueur, la présence de substances toxiques. « Est-ce une raison, dit Arloing, pour nier la toxicité ? Ne sait-on pas, surtout d'après les expériences de Bouchard, que la toxicité incontestable de l'urine réside en des principes que la chimie est encore impuissante à démontrer ? » Arloing, par des expériences très bien conduites, rapportées à la Société de Biologie, les 19 décembre 1896 et 29 mai 1897, est arrivé à donner la preuve péremptoire de la toxicité normale de la sueur. En injectant, à divers animaux, en particulier au chien, au lapin, au cobaye, soit de la sueur pure, soit des extraits concentrés à 1/10, il a déterminé la mort de l'animal avec des doses variables suivant chaque espèce. Pour le chien, il a fallu 10 à 15 centim. cubes. Le cobaye meurt en injectant dans le tissu conjonctif sous-cutané 20 centim. cubes de sueur naturelle par kilogramme de poids vif. Arloing a vu le cobaye résister à une injection intra-péritonéale de 10 centim. cubes de sueur naturelle par kilogramme de poids vif ; un autre individu ayant reçu le double de la même sueur a succombé en vingt heures. « La différence entre ces deux animaux démontre bien que la mort arrive par intoxication et non par infection ».

Il est donc démontré que les toxines, formées dans l'économie, s'éliminent en partie par la peau.

Il existe, d'autre part, une relation bien nette entre la sécrétion urinaire et la sécrétion sudorale, celle-ci pouvant plus ou moins complètement suppléer la première. A l'état physiologique, les rapports de la sueur et de l'urine varient avec la saison et par suite avec la température. L'été fait prédominer la sueur sur l'urine : l'hiver, c'est l'inverse. De même, dans des cas patholo- giques, où l'urine est plus ou moins complètement supprimée, la sueur supplée pour une partie à l'insuffisance du rein, ce qui a fait dire à divers auteurs que la surface cutanée était un rein extérieur.

Etant donné que la sécrétion sudorale peut d'elle-même sup- pléer dans une certaine mesure à l'insuffisance de la sécrétion rénale, il est logique, au cas de dépuration urinaire défectueuse par suite de néphrite, il est logique, dis-je, de chercher à aug- menter cette sécrétion sudorale et à faire fonctionner activement la peau des malades. Or, le bain chaud est, nous le verrons, un sudorifique puissant.

Par conséquent, en donnant des bains chauds aux sujets atteints de néphrite, on se propose d'éliminer par la peau les substances de désassimilation et les toxines qui normalement sont surtout éliminées par les reins, mais que celui-ci, par suite de son inflammation, ne laisse plus filtrer. Les toxines urinaires s'éliminant par la peau, la fatigue du rein va diminuer d'autant, il va se reposer et ses lésions se répareront ainsi plus facilement.

L'emploi des bains chauds dans les néphrites est donc très rationnel.

La disparition des œdèmes, qui sont si souvent associés à certaines formes de néphrites, est le deuxième but que l'on veut atteindre en prescrivant les bains chauds. C'est même le seul but qu'aient eu en vue certains auteurs ; pour eux, l'élimination par la surface cutanée des toxines urinaires qui ne pouvaient plus passer par la voie rénale était peu de chose ; ce qu'ils voulaient surtout, en provoquant d'abondantes sueurs, c'était de faire résorber l'hydropisie : et nous verrons par la suite qu'en effet les bains chauds amènent la disparition des œdèmes.

Mais cette disparition même n'est-elle pas un danger, et, loin d'être une indication, n'est-elle pas une contre-indication à la méthode sudorifique ?

« Si l'hydropisie disparaît rapidement, ce qui est assez fréquent, dit Labadie-Lagrave, le malade se trouve exposé à des accidents urémiques par suite de la rentrée dans la circulation d'une grande quantité de matières extractives immobilisées dans les œdèmes. Enfin, la perte considérable de principes aqueux peu riches en urée et autres produits contribue à augmenter la concentration de ces substances dans le sang, ce qui constitue un danger auquel on peut parer en faisant ingérer au malade de grandes quantités de liquide ».

Le raisonnement de Labadie-Lagrave est sujet à quelque critique. Car des expériences nombreuses ont démontré le pouvoir très faiblement toxique du liquide des œdèmes.

La disparition des œdèmes, à l'aide de la sudation par les bains chauds, ne présente aucun danger. Elle soulage le malade. C'est donc une indication qu'il faut remplir. Les bains chauds sont indiqués dans la néphrite avec œdèmes.

Enfin, l'application de la chaleur au tégument externe a pour effet de régulariser et d'activer les échanges; tout comme les autres excitations périphériques (frictions sèches, électricité, etc.). Or, les albuminuriques sont des malades chez lesquels les combustions se font mal, sont déviées du type normal.

Il est donc indiqué chez eux de favoriser les échanges organiques : l'excitation vasculo-nerveuse de la peau par la chaleur est pour cela un bon moyen. On connaît, d'autre part, l'influence fâcheuse du froid dans la production des néphrites. Quelle que soit la théorie à laquelle on se rattache, que l'on admette la possibilité d'une congestion violente des reins, que l'on admette l'exaltation de virulence des microbes sous l'influence du froid, un fait demeure, c'est que la néphrite succède souvent au refroidissement. Par conséquent, si l'action du froid sur le tégument externe contribue à produire une néphrite, il sera rationnel, au cas de néphrite, de soumettre la surface cutanée à une certaine chaleur.

Telles sont les grandes indications que l'on se propose de remplir par l'emploi des bains chauds, au cas de néphrite.

Or les bains chauds sont de plusieurs sortes. Il en existe trois grandes classes :

1° Les bains d'eau chaude ;

2° Les bains de vapeur ;

3° Les bains d'air chaud.

Nous allons les étudier successivement, relativement à leur emploi dans le traitement des néphrites. Nous serons brefs sur les deux premières méthodes. Nous insisterons particulièrement sur les bains d'air chaud.

Mais auparavant nous rapporterons les principales observations sur lesquelles est basé notre travail.

OBSERVATIONS

PREMIÈRE SÉRIE

(Observations relatives au bain d'eau chaude et de vapeur)

Première Observation.

(Bartels)

Néphrite aiguë. — Hydropisie. — Bains d'eau chaude. — Eclampsie.— Amélioration.

Un paysan de Dithmarschen, âgé de 36 ans, robuste et bien musclé, arriva, le 5 juin 1863, à l'hôpital, afin de se faire soigner pour une hydropisie généralisée qui existait depuis six à sept semaines déjà. La digestion se faisait bien et l'appétit était bon ; d'après le malade, la sécrétion urinaire était peu abondante depuis quelque temps. La petite quantité d'urine qui fut éliminée pendant les 24 heures qui suivirent l'entrée du malade à l'hôpital, était trouble, elle avait un poids spécifique de 1,033, elle contenait une énorme quantité d'albumine, ainsi que beaucoup de cylindres hyalins et des cellules épithéliales provenant des canalicules urinaires.

Je voulus essayer chez ce malade la méthode des sudations, recommandée par Liebermeister, afin de diminuer l'hydropisie, qui était excessivement gênante pour lui ; le scrotum avait acquis le volume d'une tête d'enfant, le prépuce œdématié avait pris la forme d'un cor de chasse. Dès le lendemain de son entrée, on mit ce malade dans un bain à 39° ; il y resta plus d'une demi-heure et la température de l'eau fut maintenue au même degré. Puis on l'enveloppa dans des couvertures de laine pour favoriser la transpiration. On obtint ainsi des sueurs profuses. Tandis que le malade était baigné de sueur, on remarqua tout d'un coup, sans prodromes, des convulsions énergiques des muscles de la face, qui furent suivies aussitôt d'un accès complet de convulsions épileptiformes. Quand l'attaque fut terminée et après que le malade fut resté quelque temps dans le coma, il ouvrit les yeux et tomba dans un état maniaque, durant lequel il cria, se démena, chercha à frapper et à mordre les assistants jusqu'au moment où il eut une seconde attaque suivie à son tour de coma et d'un nouvel accès de fureur maniaque. Cette série se renouvela quatre fois dans une heure avec la même succession de symptômes. — Le malade reprit alors complètement connaissance ; le soir, il se plaignit de maux de tête, il se sentait faible, abattu, mais ne se plaignait de rien sans cela.

Pendant la nuit il dormit mal, cependant le matin il se sentit bien.

A mon grand étonnement, je trouvais le scrotum et le pénis tout à fait dégonflés, et la peau des deux cuisses qui, la veille encore, était fortement tendue, était flasque et ridée. Jamais auparavant, le malade n'avait eu d'attaques épileptiques et il n'en eut pas d'autres après ce jour pendant les six semaines qu'il passa à l'hôpital. — Comme résultats de ce premier bain, il y eut une augmentation de la sécrétion urinaire ; l'urine contenait tous les jours 30 gram. d'urée. Je n'hésitai donc pas à continuer la méthode des sudations ; elle fut supportée sans inconvénient par le malade, et quand, sur sa demande, il quitta l'hôpital, il avait encore de l'albuminurie, mais il était presque complètement débarrassé de son hydropisie.

Observation II.

(Bartels)

Néphrite chronique avec œdèmes. — Amélioration par les bains d'eau chaude

H. H..., âgé de 30 ans, complètement adonné à la boisson, entra la première fois dans notre clinique au mois d'octobre 1866, avec de l'hydropisie ; il fut inscrit sur les registres avec le diagnostic: mal de Bright. Il n'existe pas d'autres relations sur sa maladie.

Il entra une seconde fois le 10 novembre 1872. Dans la nuit précédente le malade avait eu des accès épileptiformes répétés ; au moment de sa réception il était encore privé de connaissance; il y avait une anasarque modérée, et la peau était fortement égratignée surtout au ventre. Température rectale 40º,6. Pouls fréquent, irrégulier, faible.

Hypertrophie du ventricule gauche manifeste. Nouvel accès convulsif immédiatement après son entrée, vers midi, et jusqu'à 2 h. de la nuit, douze autres accès.

11 novembre. Le malade a beaucoup uriné au lit ; il a repris connaissance, mais il est somnolent. Température normale. Pouls tranquille.

L'anasarque a presque complètement disparu.

Le malade sortit le 10 décembre après avoir eu encore un accès de *delirium tremens*.

Il rentra à l'hôpital le 18 décembre. Il avait fait des excès alcooliques.

Il avait de nouveau un peu d'œdème et son urine contenait un peu de sang. — Le 28 janvier 1873, il quitte l'hôpital, se sentant fort bien.

Le 27 juillet au soir, on nous le ramena. Il était devenu subitement complètement aveugle. L'examen ophtalmoscopique ne

donna pas l'explication de cette cécité. Au bout de quelques
heures déjà la vision revint complètement. Mais les jambes et
surtout la face étaient très œdématiées. Comme autrefois, l'urine
était très abondante, pâle et albumineuse. H... se rétablit rapidement sous l'influence des bons soins qu'il reçut et *des bains
chauds* qu'on lui donna, si bien qu'au mois de décembre il entre-
prit de soigner quelques cholériques qui se trouvaient dans des
baraques séparées. Il mourut quelques jours après du choléra.

Observation III (Résumée).

(Bartels)

Néphrite chronique diffuse à prédominance interstitielle. — Hydropisies. —
Améliorations successives par bains d'eau chaude. — Mort par urémie.

M. Ad. R..., âgé de 30 ans, entra le 6 juillet 1867 dans notre
service clinique. Il avait eu, aux États-Unis, plusieurs atteintes de
fièvres paludéennes graves. A son entrée, il était très amaigri.
Son visage était pâle et avait une teinte cachectique. Les extrémités inférieures, le scrotum et l'abdomen étaient œdématiés, au
point qu'il existait des vergetures sur les cuisses et les parois
abdominales. Comme symptômes subjectifs, il présentait surtout
un sentiment de faiblesse générale, de l'oppression et des accès
pénibles de palpitations cardiaques. Ascite très considérable.

Accumulation de liquide dans la plèvre gauche. Les bruits du
cœur étaient nets. Pouls à 120, petit. Température normale.

Dans les premières vingt-quatre heures, il élimina 910 centim.
cubes d'urine, de densité 1021,5, contenant plus de 2 % d'albumine, ainsi que des cylindres en petite quantité, la plupart minces
et hyalins.

On administra au malade une infusion de digitale ; mais elle
ne modifia en rien son état, bien que le pouls perdît de sa fré-
quence. Elle n'eut aucune influence sur la sécrétion urinaire, qui

devint au contraire plus défectueuse encore ; l'œdème s'étendit aussi aux mains et à la face.

15 juillet. Péricardite légère et de courte durée.

20. Le malade commença à suivre un traitement diaphorétique. Tous les jours il passait une heure dans un bain chaud à 40° au moins, puis on l'enveloppait de couvertures de laine pour pousser encore la transpiration.

On arriva ainsi à faire considérablement diminuer l'œdème, mais la sécrétion urinaire resta peu abondante comme auparavant. Jusqu'au commencement de septembre, le malade n'élimina pas en moyenne plus de 600 centim. cubes d'urine. En même temps ce liquide conserva un poids spécifique très élevé, en moyenne 1026, et continua à contenir rarement moins de 2 %, et quelquefois jusqu'à 3 % d'albumine.

En septembre, épanchement pleurétique gauche qui força à suspendre les bains. L'hydropisie reparut très marquée, surtout aux jambes et au scrotum. En octobre et novembre elle augmenta, et la sécrétion urinaire tomba à 533 centim. cubes en moyenne par jour, avec une proportion toujours élevée d'albumine. On essaya de nouveau de combattre les hydropisies à l'aide des bains chauds ; mais on dut y renoncer, car il était presque impossible de transporter le malade, complètement impotent, de son lit dans la baignoire et de le rapporter dans son lit...

En janvier, amélioration qui permit au malade de quitter l'hôpital.

Il fit ainsi plusieurs séjours à la clinique, d'où il sortait chaque fois amélioré. — Mort trois ans après d'urémie.

Autopsie : Petit rein contracté ; prolifération conjonctive abondante.

Observation IV.

(Rayer)

Néphrite albumineuse aiguë; anasarque ; urine albumineuse. — Saignée, bain tiède. — Guérison.

C..., journalier, robuste et bien développé, entra à l'hôpital de la Charité le 19 mai 1833. Bonne santé habituelle. Dans le courant de mai, après plusieurs journées fatigantes, pendant lesquelles il restait debout, exposé au froid et à l'humidité, l'œdème apparut autour des malléoles, accompagné de brisement général et d'anorexie. C... ne suspendit pas ses travaux ; l'œdème gagna rapidement les jambes et les cuisses ; la sécrétion urinaire diminua notablement, l'appétit devint presque nul et les forces diminuèrent. A son entrée à l'hôpital, l'œdème occupait, non seulement les membres abdominaux, mais encore les parois abdominales et thoraciques. Les membres supérieurs ainsi que la face n'étaient que très légèrement œdématiés. Rien aux poumons ni au cœur. Ventre souple, indolore ; pas d'ascite. Langue pâle et blanchâtre, inappétence ; selles régulières ; pouls peu fréquent, sans raideur ; l'urine peu abondante, médiocrement colorée, trouble, d'une faible pesanteur spécifique, devient blanche, opaline, par l'acide nitrique ou par la chaleur (saignée ; décoction de raifort sauvage). — Le 30 mai, urines moins colorées, plus abondantes, pouls un peu faible, donnant 78 pulsations par minute. Langue blanchâtre ; inappétence ; deux garde-robes naturelles (décoction de raifort ; *bain tiède*). Le 1er juin, urines abondantes ; diminution de l'œdème, dont il ne reste plus de trace à la face, ni aux membres thoraciques ; l'appétit se développe ; le malade se sent mieux. — De là au 8 juin, jour de la sortie, la résolution de l'œdème s'est faite avec une grande rapidité, sous l'influence des bains et de la tisane de raifort, dont le malade a fait journellement usage. L'urine n'était plus albumineuse.

Trois ans après, en 1836, j'ai revu C..., il n'avait point éprouvé de rechute.

Observation V.

(Rayer).

Néphrite albumineuse aiguë. — OEdème de la face et des membres inférieurs. — Urine albumineuse. — Guérison de l'hydropisie par le repos et les bains tièdes. Persistance de l'albumine dans l'urine.

M..., âgé de 32 ans, entra à la Charité le 19 septembre 1836. Cet homme habite, depuis 4 ans, un rez-de-chaussée extrêmement humide, avec une femme et des enfants que ce séjour a rendus rhumatisants. Il n'a pas eu lui-même de rhumatismes. Antécédents paludéens. — Jamais il n'a souffert des reins ; jamais ses urines n'ont rien présenté de remarquable ; jamais il n'a eu antérieurement d'hydropisie. Il y a quinze jours, il fut pris de coliques et de dévoiement. Il y a cinq jours, il s'aperçut que ses pieds étaient enflés.

Aujourd'hui 20, pâleur de la face, qui est un peu bouffie ; œdème peu prononcé des extrémités inférieures, un peu d'ascite, pas de douleurs à la pression dans la région des reins, ni à la vessie ; quantité de l'urine comme à l'état sain ; densité 1023 ; réaction acide ; teinte louche. L'acide nitrique et la chaleur y font reconnaître une proportion considérable d'albumine, qui se coagule en flocons. Il y a à peine de la fièvre ; peu de chaleur à la peau. Rien au cœur, ni aux poumons.

Le repos, le régime lacté, des bains tièdes, firent disparaître l'hydropisie en quelques jours.

Le malade sortit le 25 septembre, n'offrant plus la moindre trace d'hydropisie, et dans un état apparent d'excellente santé ; mais la proportion d'albumine était restée absolument la même.

Observation VI.

(Rayer)

Néphrite albumineuse aiguë. — Anasarque. — Urines albumineuses. — Bains
de vapeur. — Guérison.

Louise C..., âgée de 36 ans, d'une bonne constitution, entra à
la Charité pour se faire traiter d'un œdème qui, depuis 13 jours,
lui était survenu aux cuisses et aux jambes. Elle attribuait cet
accident au froid qu'elle avait éprouvé, la nuit, dans un loge-
ment mal fermé, situé sous les toits, et à son séjour dans un
endroit bas et humide, où son métier de tisserand la forçait à
passer la journée. — Attaque d'épilepsie à l'époque de l'établis-
sement de la menstruation ; aucune atteinte depuis l'âge de 17
ans. Bonne santé habituelle.

Le 5 septembre, lendemain de son entrée, elle est dans l'état
suivant : Les cuisses, les jambes, les bras et les avant-bras sont
le siège d'un œdème moins apparent dans ces dernières parties ;
les urines, presque incolores, mais troubles, se coagulent fortement par la chaleur, et précipitent en gros flocons par l'acide
nitrique. (Tisane de chiendent nitrée. Bain de vapeur). — Le 6,
l'œdème des membres supérieurs a diminué, et celui des membres
inférieurs a augmenté ; pas d'ascite. Urines troubles, plus coagulables (Même prescription).—Les 7, 8 et 9, même état de l'œdème
et des urines.— Le 10, plus d'œdème des membres supérieurs ;
même état des urines.—Le 11, l'œdème semble diminuer dans les
membres inférieurs ; urines plus claires, moins albumineuses.—
Le 12 diminution évidente de l'œdème des cuisses ; urines claires,
presque incolores, lactescentes par l'acide nitrique. — Les 13,
14 et 15, dinution progressive de l'œdème ; même état des urines.
— Les 16 et 17, l'œdème des jambes a presque disparu ; les
urines, dont la quantité est naturelle, sont toujours très peu
colorées. Le 18, il ne reste plus qu'un peu d'empâtement autour

des malléoles ; même état des urines. — Les 19 et 20, aucune trace d'œdème ; les urines se rapprochent de leur état naturel et ne forment plus qu'un léger nuage par l'addition de l'acide nitrique. — Le 27, tout est rentré à l'état normal. — La malade sort de l'hôpital. Nous l'avons rencontrée plusieurs fois dans les rues de Paris, se portant à merveille.

Observation VII.

(Rayer)

Impression du froid et de l'humidité, et abus alcooliques. — Anasarque, et urine fortement coagulable ; douleurs rénales. — Néphrite albumineuse. — Bains de vapeur, fumigations aromatiques ; sangsues ; acétate de potasse. — Guérison.

Simon M..., âgé de 45 ans, d'une forte constitution, entre à l'hôpital de la Charité, pour y être traité d'une enflure des jambes et du ventre, dont il était atteint depuis deux mois. — A son entrée, le 19 janvier 1832, voici ce qu'il présente : Respiration un peu gênée. A la base droite, léger râle crépitant, joint à du ronchus ; toux peu fréquente, sans expectoration. Cœur régulier. Pouls à 72. Ascite abondante. Œdème des cuisses et des jambes; face légèrement bouffie. La quantité de l'urine est naturelle ; elle est trouble, jaune-verdâtre, précipite abondamment par l'acide nitrique, et se coagule fortement par la chaleur. Cet homme, alcoolique, attribue son enflure au froid et à l'humidité auxquels l'expose son état de charretier-boueur. Dans le courant de l'été, il a éprouvé plusieurs fois des douleurs dans la région des reins ; mais ce n'est que depuis un mois que l'œdème a commencé par le scrotum et a gagné successivement les cuisses, les jambes et le ventre (tisane de chiendent nitrée). — Le 10, même état (même prescription ; plus un bain de vapeur).—Les 21 et 22, le malade, examiné à la sortie du bain de vapeur, se plaint de céphalalgie ; le pouls est plein, sans être accéléré ; même état des urines. — Le 25, face moins bouffie ; jambes diminuées de volume; même état de la poitrine. — Le 24, l'œdème a gagné la région des lombes ; les urines sont plus troubles. — Le 25, l'œdème des lombes fait des. progrès; l'urine est toujours fortement coagulable. — Le 27, céphalalgie légère ; urines moins troubles. — Le 28, persistance de la céphalalgie ; l'enflure s'étend le long du dos. — Les 29 et 30, il n'y a plus de céphalalgie ; l'œdème des jambes a beaucoup diminué ; urines plus abondantes, moins troubles et moins albumineuses.—Le 1ᵉʳ février, face moins bouffie; cuisses moins volumineuses ; les urines, traitées par l'acide nitrique et la chaleur, contiennent évidemment moins d'albumine. — Du 2 au 6, l'œdème a diminué sensiblement à la partie postérieure du tronc , le malade nous dit que, depuis plusieurs jours, il éprouve, après le bain de vapeur, une sueur très abondante aux cuisses et aux jambes.— Le 7, urines de moins en moins albumineuses.— . Jusqu'au 17, état stationnaire.—Le 18, le bain de vapeur, n'ayant plus d'action sur l'œdème, on le suspend et on prescrit 15 sangsues aux régions lombaires. — Le 20, urines peu colorées, toujours albumineuses.— Le 21, nul changement dans l'œdème, ni dans les urines (bain de vapeur). — Le 1ᵉʳ mars, l'œdème a disparu à la partie antérieure du tronc et diminué à la partie postérieure ; l'acide nitrique blanchit à peine les urines, qui sont presque incolores.

Le 3, en sortant du bain de vapeur, le malade a été pris d'un violent mal de tête, l'œdème a reparu aux jambes et surtout à la cuisse gauche ; les urines moins abondantes, plus colorées, sont plus coagulables. — Du 4 au 7, aucun changement notable. — Les jours suivants, augmentation de l'œdème. — Le 16, œdème très considérable ; anasarque ; face bouffie (fumigation de geniè·vre). — Le 17, même état, sueurs abondantes après la fumigation de genièvre. — Les 18 et 19, diminution de l'œdème des jambes, sueur abondante sur toute la surface du corps.—Le 26, amélioration; urines plus abondantes, plus claires, moins coagulables. — Le 27, la face n'est pas bouffie ; l'œdème en général

3

diminue d'une manière marquée. — Du 28 mars au 6 avril, jour de la sortie du malade, l'œdème, sous l'influence du même traitement, a disparu complètement, en même temps que les urines sont revenues à peu près à leur état normal.

Observation VIII.

(Ra yer)

Néphrite albumineuse aiguë. — Anasarque. — Urine albumineuse. — Saignée, bains de vapeur. — Invasion brusque de symptômes cérébraux. — Mort.

Dans les premiers jours d'avril 1833, je fus appelé pour donner des soins à un jeune homme, âgé de 16 ans, d'une bonne constitution, et qui était atteint d'une anasarque. Ce jeune homme était menuisier et habitait un rez-de-chaussée très humide. Les jambes, les cuisses, la partie inférieure du tronc, la face étaient œdémateuses. L'urine, rare, rouge, acide, sanguinolente, contenait une proportion considérable d'albumine, et sa densité était de 1026. Le malade ne se plaignait point de douleurs de reins ; mais la pression déterminait une sensation douloureuse lorsqu'on comprimait les lombes avec les doigts. Quoique la quantité de l'urine fût moindre qu'à l'état sain, le nombre d'émissions en 24 heures était à peu près égal à celui de l'état normal. Pas d'ascite ni épanchement pleural. Soif et appétit peu prononcés ; diarrhée légère. Peau chaude, sans sueur. Pouls fréquent, assez développé (saignée). Régime lacté.

A la suite de la saignée, légère diminution de l'hydropisie ; mais ce mieux resta stationnaire pendant 5 à 6 jours. Je crus alors que c'était le cas de recourir à l'action des bains de vapeur aqueuse. Le malade en prit 7 ou 8, sans qu'il survînt de changement appréciable dans son état. Hydropisie stationnaire ; urines rares, sanguinolentes, très fortement albumineuses. Rien ne faisait présager une mort prochaine, lorsque le malade fut pris tout à coup, à mon grand étonnement, de convulsions peu de temps après l'administration d'un bain de vapeur, de 20 minutes de durée. Aux convulsions succéda un état comateux qui emporta le malade.

Autopsie. — Cerveau un peu humide : la pie-mère n'était pas sensiblement infiltrée de sérosité : un peu de liquide dans les ventricules.

Moelle et enveloppes saines.

Epanchement léger dans les plèvres et le péritoine.

Reins. — Leur poids était double de la normale. Substance corticale très augmentée de volume, rouge, parsemée d'un grand nombre de petits points d'un rouge plus foncé. — Les vaisseaux qui rampent à l'extérieur des reins étaient très injectés.

DEUXIÈME SÉRIE

(Observations relatives au bain d'air chaud)

Observation IX

(Due à la bienveillante obligeance de M. le Dr MAGNOL, Chef de Clinique)

Néphrite subaiguë. — Albuminurie. — Œdèmes. — Bain d'air chaud.

A.... Ferdinand, 22 ans, soldat au 142me régiment d'infanterie, entré le 14 janvier 1896. Salle Laënnec, service de M. le professeur Carrieu.

Antécédents héréditaires: Rien à signaler.

Antécédents personnels: Jamais de battements de cœur, jamais d'œdème des membres inférieurs. Il y a trois ans, pleurésie gauche qui a parfaitement guéri.

Maladie actuelle : Daterait, à son dire, de huit jours : début par quelques frissons, il a perdu l'appétit en peu de jours ; a eu mal à la tête et a senti des battements de cœur. Depuis cinq à six jours, les jambes se sont enflées.

Etat à son entrée : Le malade n'a pas l'apparence d'un homme robuste ; il est maigre, bien que certaines parties de son corps soient œdémateuses : la face est légèrement blafarde, les yeux sans œdème palpébral cependant. La langue est un peu saburrale ; il n'a pas vomi.

Thorax : Aux deux bases, piaulements et quelques râles sous-crépitants, accompagnés d'un peu de submatité.

Cœur : Tension élevée, claquement valvulaire assez fort. Pouls dur, non fébrile ; 72 à la minute.

Système nerveux: Pendant la nuit précédente, céphalée intense.

Urines : Le malade se lève quelquefois la nuit pour uriner, depuis huit jours ; autrefois il ne se levait pas. *Il y a des traces d'albumine.*

Jambes très enflées.

On met tout de suite le malade au régime lacté.

17 janvier. Le malade a uriné beaucoup plus qu'hier. Les jambes sont moins enflées. La figure est moins bouffie.

18. On prescrit 3 gram. de bromure de strontium.

3 février. Urines, 950 centim. cub. Albumine rétractile, 0^{gr}, 10 par litre. On commence les bains d'air chaud.

Temp. avant le bain, 36°,7. Après le bain, 37°,5.

5. Bain d'air chaud. Temp. avant. 36°,6 ; après, 37°,2. Pouls, avant, 72 ; après, 84.

7. Urines, 1,100 centim. cub. Albumine, traces.

8. Bain d'air chaud. Temp. avant, 36°,6 ; après, 37°,1. Pouls, avant, 72 ; après, 106.

11. Urines, 1,050 centim. cub. Traces d'albumine.

Bain d'air chaud. Temp. avant, 36°,7 ; après 37°,4. Pouls, avant, 82 ; après, 84.

14. Bain d'air chaud. Temp. avant, 36°,7 ; après 37°,4. Pouls, avant, 82 ; après, 90.

17. Urines, 1,100 centim. cub. Albumine, traces indosables.

18. Bain d'air chaud. Temp. avant, 37°, après, 37°,4. Pouls, avant, 84 ; après 96.

19. Urines, 950 centim. cub. Traces indosables d'albumine.

25. Bain d'air chaud. Temp. avant, 36°,8 ; après, 37°,2. Pouls, 78 ; après, 80.

5 mars. Bain d'air chaud. Temp. avant, 37°,5 ; après, 37°,7. Pouls, avant, 96 ; après, 110.

6. Urines, 800 centim. cub. Albumine, traces indosables. Les urines sont troubles, couleur bouillon. Au cœur, le deuxième bruit est dédoublé ; les battements sont accélérés. Pouls, 108.

9. Bain d'air chaud. Temp. avant, 37° ; après, 37°,2. Pouls, avant, 88 ; après, 90.

12. Urines, 925 cent. cub. Albumine, néant.

Bain d'air chaud. Temp. avant, 36°,5 ; à la fin, 36°,7 ; trois heures après, 36°,4. Pouls, avant, 80 ; à la fin 98 ; trois heures après, 86.

16. Urines, 1,100 cent. cub., claires, limpides. Pas d'albumine. Bain d'air chaud. Temp. avant, 36°,5 ; à la fin, 37° ; trois heures après, 36°,9. Pouls, avant, 80 ; à la fin, 86 ; trois heures après, 84.

Le malade a pris onze bains d'air chaud. Bien que le régime ordinaire ait été repris, l'albumine n'a pas reparu.

Tableau indiquant les modifications du pouls et de la température sous l'influence des bains d'air chaud.

DATES DES BAINS	TEMPÉRAT. avant le bain	TEMPÉRAT à la fin	TEMPÉRAT 3 heures après	POULS avant le bain	POULS à la fin	POULS 3 h. après
5 Février.	36°.6	37°.2		72	84	
8 Février.	36.6	37.1		72	106	
11 Février.	36.7	37.4		80	84	
14 Février.	36.7	37.4		82	90	
18 Février.	37	37.4		84	96	
25 Février.	36.8	37.2		78	80	
5 Mars...	37.5	37.7		96	110	
9 Mars...	37	37.2		88	90	
12 Mars ..	36.5	36.7	36°.4	80	98	86
16 Mars...	36.5	37	36.9	80	86	84

Observation X.

(Communiquée par M. le Dr Magnol, Chef de Clinique)

Angine aiguë. — Néphrite aiguë. — Œdème de la glotte. — Bain d'air chaud.

H..., 23 ans, sapeur-mineur, au 2me régiment du génie, entré le 9 février 1896. Salle Laënnec, 26. Service de M. le professeur Carrieu.

Antécédents héréditaires. Rien de particulier.

Antécédents personnels. Le malade était, l'hiver, sujet aux angines.

Maladie actuelle. Début il y a quatre ou cinq jours, après un refroidissement assez rapide, par des frissons répétés. En même temps, la déglutition est devenue difficile.

Etat actuel. Rougeur généralisée du pharynx. Amygdales énormes ; sur l'amygdale gauche, qui est volumineuse, existe un point blanchâtre. Langue sale. Bouche mauvaise. La douleur à la déglutition siège des deux côtés.

On prescrit 1^{gr},50 d'ipéca et un gargarisme boraté.

11. Février. L'amygdale gauche a augmenté de volume.

12. Hier soir, sans aucune provocation, les amygdales ont tout à coup gonflé outre mesure, gênant la respiration. On a dû faire des scarifications locales et mettre des sangsues à l'extérieur pour dégager le malade. Ce matin, l'amygdale gauche est volumineuse, énorme, avec une plaque blanchâtre pultacée.

On prescrit : Extrait de quinquina, 4 gram., et des attouchements au perchlorure de fer.

La culture de la plaque blanchâtre a donné du staphylocoque.

13. Les amygdales sont toujours grosses, mais moins rouges. La douleur est faible, la température est en baisse.

15. On a fait une analyse d'urine. Traces d'albumine.

19. Les amygdales. surtout la droite, sont encore volumineuses. Toucher au perchlorure de fer.

23. Hier soir, nouvelle poussée d'œdème aigu de la glotte ; les accidents ont été plus intenses que la première fois ; mais les mêmes moyens (sangsues et scarifications) les conjurent. Ce matin, la face paraît bouffie. On examinera les urines.

24. Urines, 600 centim. cub. Albumine, 2 gram. par litre. Urée, 29 gram. par litre. Régime lacté.

26. Urines, 1,450 centim, cub. Albumine, 1^{gr}80. Urée, 22,6 par litre. On commencera demain les bains d'air chaud.

27. Bain d'air chaud. Temp. avant, 36°,7 ; après, 37°,7. Pouls avant, 64 ; après, 72.

28. 1 gramme d'albumine en 24 heures.

5 mars. Bain d'air chaud. — Temp. avant, 36°,8 ; après, 37°,2. Pouls avant, 72 ; après, 92.

9. Le malade pèse 82 kilogrammes. — Urines, 1300 ; urée, 10,3 par litre. — Albumine, 0,40 par litre.

Bain d'air chaud. — Temp. avant, 37°,4 ; à la fin, 38 ; trois heures après, 37,4. — Pouls avant, 80 ; à la fin 102 ; trois heures après, 72.

12. Bain d'air. — Temp. avant, 37°,2 ; à la fin, 38°,2 ; trois heures après, 37°,7. — Pouls avant, 82 ; à la fin 106. — trois heures après, 86.

13. Hier soir, à cinq heures, nouvelle poussée d'œdème de la glotte ; la même médication a réussi. On touchera au perchlorure de fer.

Urines, 550 centim. cubes. — Urée, 32,8 par litre. — Albumine, 0,30 par litre.

14. Amygdale gauche volumineuse, rougeâtre. Il semble qu'il s'y fait un abcès.

15. L'abcès a été ouvert hier soir ; il est sorti un pus jaunâtre, du côté de la luette.

16. Urines, 1800. — Albumine, 0,20. — Bain d'air. — Temp. avant, 36°,4 ; à la fin, 37°,2 ; trois heures après, 36°,3. — Pouls avant, 72 ; à la fin, 86 ; trois heures après, 72.

19. Urines, 1700. — Urée, 19,8 par litre. — Albumine, traces.

20. Bain d'air chaud. — Temp. avant, 36°,7 ; à la fin, 37°,4 ; trois heures après, 36°,7. — Pouls avant, 78 ; à la fin, 108 ; trois heures après, 88.

23. Bain d'air chaud. — Temp. avant, 37° ; à la fin, 37°,4 ; trois heures après, 36°,9. — Pouls avant, 84 ; à la fin, 92 ; trois heures après, 82.

26. Urines, 1050. — Urée par litre, 16,1. — Albumine, traces très légères.

27. Bain d'air chaud. — Temp. avant, 37°,2 ; à la fin, 37°,6 ; trois heures après, 37. — Pouls avant, 84 ; à la fin, 102 ; trois heures après, 84.

31. Bain d'air chaud. — Temp. avant, 36°,7 ; à la fin, 37°,4 ; trois heures après, 36°,5. — Pouls avant, 78 ; à la fin, 100 ; trois heures après, 88.

1er avril. Plus d'albumine dans les urines.

6. Bain d'air chaud. — Temp. avant, 36°,5 ; à la fin, 37°,4 ;

trois heures après, 36°,4. — Pouls avant, 80; à la fin 100;
trois heures après, 96.

Le malade a pris 10 bains d'air chaud. L'albumine n'a pas
reparu, malgré la reprise du régime ordinaire. — Au moment
de sa sortie, le malade pesait 84 kilogrammes. Il a donc gagné
deux kilogrammes depuis un mois.

DATES	TEMPÉRAT avant le bain	TEMPÉRAT. à la fin	TEMPÉRAT. 3 heures après	POULS avant le bain	POULS à la fin	POULS 3 h. après
27 Février.	36°.7	37°.7		64	72	
5 Mars...	36.8	37.2		72	92	
9 Mars...	37.4	38	37°.4	80	102	72
12 Mars...	37.2	38.2	37.7	82	106	86
16 Mars...	36.4	37.2	36.3	72	86	72
20 Mars...	36.7	37.4	36.7	78	·108	88
23 Mars...	37	37.4	36.9	84	92	82
27 Mars...	37.2	37.6	37	64	102	84
31 Mars...	36.7	37.4	36.5	78	100	88
6 Avril...	36.5	37.4	36.4	80	100	96

Observation XI.

(Communiquée par M. le Dr Magnol, Chef de Clinique).

Néphrite chronique. — Albuminurie. — Bain d'air chaud.

D..., Victor, 23 ans, soldat au 142e régiment d'infanterie,
entré le 28 novembre 1895. Salle Laënnec, 3. Service de M. le
professeur Carrieu.

Antécédents héréditaires. — Son père souffre de rhumatismes;
il a les pieds et les poignets souvent gonflés et douloureux. — La
mère présente quelques faibles douleurs.

Antécédents personnels. — A l'âge de 10 ans, notre malade
a eu la fièvre typhoïde. A 14 ans, la rougeole, dans les prodromes
de laquelle nous notons des épistaxis très abondantes. A l'âge de
17 ans, on le crut phtisique : il toussait beaucoup, crachait un

peu et souffrait de la poitrine et du creux de l'estomac. Il n'a jamais été très bien depuis lors. — A 20 ans, survint un érysipèle de la face, surtout étendu à gauche. A la suite de l'érysipèle, le corps s'enfla de partout : le malade ne pouvait plus mettre son pantalon. Les urines étaient rouges comme du sang et contenaient beaucoup d'albumine. On le mit au régime lacté absolu durant 6 mois. L'enflure disparut, mais reparaissait à chaque tentative de cessation de régime.

Incorporé à 21 ans, il n'a plus présenté d'œdème, mais il ne peut se livrer à un travail tant soit peu fatigant.

État actuel. — Homme maigre, lymphatique, brun. Faciès blafard, mais non bouffi. Langue blanchâtre finement saburrale. Région rénale légèrement douloureuse à la pression. Cependant les reins ne sont pas volumineux à la palpation.

Cœur. — Dédoublement léger du deuxième temps, mais lié aux mouvements respiratoires.

L'urine examinée de suite est claire, limpide, abondante. Elle contient 0,25 centigr. d'albumine par litre.

On met le malade au régime lacté absolu. — A ce régime, étant donné l'état fortement anémique du sujet, on joint des pilules avec :

Iodure de fer............	0,20	centigram.
Extrait de rhubarbe.......	0,20	—
Pour une pilule...........	2 par jour.	

Le traitement obtient un résultat très rapide. Dès le 2 décembre, l'albumine diminue.

Elle augmente à l'occasion d'une tentative de reprise du régime ordinaire, dans les environs du 20 au 30 décembre 1895.

Le malade est remis durant tout le mois de janvier au régime lacté ; puis vers la fin, on essaie à nouveau du régime ordinaire.

Traces d'albumine.

Au début de février, on donne trois bains d'air chaud.

4 février. Bain d'air chaud. — Temp. avant, 36°,9 ; à la fin, 37°,6. — Pouls avant, 60 ; à la fin, 70.

7. Bain d'air chaud. — Temp. avant, 36°,7 ; à la fin, 37°,1. — Pouls avant, 80 ; à la fin, 100.

10. Bain d'air chaud. — Temp. avant, 36°,3 ; à la fin, 36°,9. — Pouls avant, 80 ; à la fin, 90.

Le malade sort très amélioré au commencement de mars.

Plus d'albumine. — Mais le malade n'est pas encore assez fort pour reprendre son service. De plus, la néphrite, nécessitant un long temps de repos pour ne plus reparaître, on fait réformer l'homme.

Observation XII.

(Résumé d'une observation communiquée par M. le Dr Magnol).

Scarlatine. — Angine pseudo-membraneuse — Albuminurie tardive. — Urémie. — Bain d'air chaud.

B..., Louis, 12 ans, entré le 25 mars 1894. Pavillon des contagieux. Salle Velpeau, 13. Service de M. le professeur Carrieu.

Rien dans les antécédents. Santé habituelle satisfaisante.

Début remonte à 5 jours. — Le 20 au soir, brusquement malaise intense et mal de gorge. Fièvre, céphalalgie. — L'état s'aggrave progressivement. Dysphagie. Gêne de la respiration, prostration très marquée. — Le 24 mars, apparition d'une éruption scarlatineuse très nette.

25. Etat général très mauvais. Abattement profond. Temp., 39° ; pouls, 124, régulier, mais sans force. Eruption généralisée, très intense. Angine violente ; grosses amygdales. Urines rares, rouges, sans albumine.

Régime lacté, chaleur, toniques, badigeonnages et gargarisme antiseptique.

28. Amélioration franche. Erythème a presque disparu. Angine insignifiante.

Le malade est regardé, depuis lors, comme convalescent. Le 4 avril, il commence à s'alimenter (il n'y a jamais eu encore d'albumine dans les urines analysées quotidiennement). Pas de fièvre.

12 avril. Elévation thermique brutale à 40°,3. Angine pseudo-membraneuse à staphylocoques. Engorgement ganglionnaire sous-maxillaire.

15. Tout est rentré dans l'ordre. Plus de fièvre. Traces d'albumine dans les urines. Le malade se lève, sort à l'improviste et mange toute espèce de victuailles que sa mère lui a apportées, heureux de pouvoir ainsi se soustraire au régime lacté, qui avait été institué de nouveau depuis le 12.

16. Dans l'après-midi, se déclarent des accidents urémiques ; la température s'élève à 40°,6 ; le pouls est à 130. Au cœur, premier bruit voilé. Respiration soufflante, sans râlos. Dyspnée (36 respirations). Vomissements ; douleurs rénales ; urines rares, foncées, sales, renfermant manifestement de l'albumine. Céphalalgie violente. Bouffissure du visage ; œdème palpébral. On prescrit : régime lacté absolu. Lavement purgatif ; inhalations d'oxygène ; sudorifiques.

17. Temp., 38°,7 ; pouls, 100. Les vomissements ont cessé ; il y a eu des selles abondantes. Céphalalgie moins forte. L'analyse des urines donne un peu plus d'un gramme d'albumine par litre. Quantité des 24 heures, 500 centim. cubes.

Le malade refusant de prendre le lait, on donne 30 gram. de lactose à prendre dans de la tisane diurétique.

18. Temp. 36°,8. Les accidents urémiques ont disparu. Encore un peu de diarrhée. Albumine par litre : 1 gram. Urines rares.

19. Même état des urines, même quantité d'albumine. Il reste de la bouffissure du visage et un léger œdème malléolaire. On installe l'appareil de chauffage à air sec pendant une heure. Temp., avant, 36°,9 ; à la fin, 38°,2 ; pouls, à la fin, 80. On

recherche aussi la toxicité des urines, émises avant le bain d'air chaud. Il faut 150 centim. cubes d'urine pour tuer, en 30 minutes, un lapin de 1,530 gram. La toxicité est de 98 centim. cubes, 039 par kilogr. Donc urines peu toxiques.

Sous l'influence de quatre séances de chauffage, l'albumine a disparu ; elle ne s'est pas montrée à nouveau quand le malade a repris le régime ordinaire.

Enfin, les urines émises après le chauffage ont une toxicité supérieure à la moyenne.

Observation XIII.

(Résumé d'une observation due à la bienveillante obligeance de M   le Dr Vedel, Chef de Clinique médicale.

Néphrite mixte. — Gros rein. — Albumine. — Œdèmes. — Bain d'air chaud,

S..., Marie-Jeanne, 37 ans, entrée le 19 octobre 1893. Salle Bichat, 16. Service de M. le professeur Carrieu.

Antécédents héréditaires. — Mère morte à 50 ans, avec jambes enflées, après deux mois de maladie. Père mort de maladie chronique.

Antécédents personnels. — Variole à l'âge de 6 mois (ne porte pas de traces). Habitudes alcooliques (la malade tient un débit de liqueurs) ; gastrite, il y a 6 ans. Tempérament arthritique.

Maladie actuelle. — Début paraît remonter au commencement de janvier. Peur violente ; douleurs rénales ; jambes enflées; crampes des orteils assez fréquentes. Sensation de doigt mort au pouce et à l'index droits, qui présentent une teinte violacée. Démangeaisons aux jambes et aux grandes lèvres. Crampes dans les muscles des mollets et des épaules. Cryesthésie : froid aux genoux, aux jambes et aux mains. Céphalée fréquente. Essoufflement facile. Troubles de la vue ; pas de troubles auditifs. Pollakyurie et polyurie. Troubles gastro-intestinaux : vomit facilement ; langue blanche ; diarrhée. Légère hypertrophie du cœur : pointe bat à 8 ou 10 centim. du sternum dans le sixième espace. Pas de dédoublement ; premier bruit prolongé. Peau sèche, pas d'éruptions. Œdème des membres inférieurs. Reins tuméfiés et douloureux. Diagnostic : néphrite mixte diffuse ; gros rein.

L'analyse des urines donne 15 gram. d'albumine par litre. On soumet, pendant les mois d'octobre, novembre et décembre, la malade au régime lacté absolu. On prescrit aussi du bromure de strontium, et contre la diarrhée, 3 gram. de dermatol qui amène la cessation de cette diarrhée en trois jours.

Malgré ce régime sévère, l'amélioration est insignifiante ; la quantité d'albumine est toujours la même.

8 janvier. Bain d'air chaud pendant une heure. Temp., avant, 36°,4 ; après, 36°,8.

10. Bain d'air chaud pendant 1 h. 1/2. Temp., avant, 36°,8; après, 37°,2 ; pouls, avant, 68 ; après, 78 ; respiration, avant, 18 ; après, 22 ; sueur très abondante.

11. Règles jusqu'au 14.

15. Bain d'air chaud, 1 h. 3/4. Temp. de la malade, avant, 36°,6 ; après, 37°,9 ; pouls, avant, 72 ; après, 80; respiration, avant, 18 ; après, 24 ; sueur très abondante surtout après l'enlèvement de l'appareil.

16. L'analyse des urines, pratiquée par M. le professeur agrégé de Girard, a donné les résultats suivants :

Quantité..................	750 centim. cubes.
Albumine (serine)..........	11^{gr},30 par litre.
Globuline................	Traces.
Peptones.................	3^{gr},70.
Urée....................	13 gram.

17. Diarrhée assez abondante. On la combat par le tannin.

18. Bain d'air chaud 1 h. 1/2. Temp. avant, 36°,6 ; après, 37°,3.

19. Bain d'air chaud 2 heures. Temp. avant, 36º ; après, 37º,1.

22. Bains d'air chaud. 1 heure. Temp. avant, 36º,7 ; après, 37º,1.

23. Analyse des urines :

Quantité.........	1,800 centim. cubes.
Densité..........	1,010 —
Réaction........	Neutre.
Albumine.,.......	6 gram.
Urée............	9^{gr},46.
Chlorures........	7^{gr},20.
Phosphates.......	1 gram.

Le chiffre de l'albumine a donc sensiblement baissé.

24. Bain d'air chaud. Très forte sudation.

26. Bain d'air chaud. Temp. avant, 37º ; après, 37º,4.

27. La malade n'a plus d'œdèmes.

On recherche la toxicité des urines, avant une séance de chauffage.

Il faut 105 centim. cubes, 1, pour tuer 1 kilogr. Donc urines peu toxiques.

Bain d'air chaud. Temp. avant, 36º,9 ; après, 37º,3. Resp. 94. Pouls 92.

28. La toxicité urinaire, après le chauffage, est supérieure à la normale.

7 février. La malade a ses règles. On interrompt les bains d'air chaud.

12. On reprend les bains. Temp. avant, 36º,7 ; après, 37º,2.

14. La malade se sent beaucoup mieux. Pas d'œdèmes ; plus de céphalée.

Analyse des urines :

Quantité.............	2 litres.
Albumine (serine).............	4 gram.
Peptones.................	1 —

1ᵉʳ avril. Les bains d'air chaud ont été continués tout le mois
de février. Grâce à eux, la quantité d'albumine est descendue à
1 gram. par litre. La malade réclame à grands cris le régime
alimentaire ordinaire, car elle est dégoûtée du lait. On l'institue
lentement et progressivement.

15. On continue toujours les bains d'air chaud. L'albumine
varie peu ; elle atteint 1 gram. ou 1ᵍʳ,50 par litre, malgré le
régime ordinaire.

30. La malade, se sentant bien pour sortir, veut retourner
chez elle. L'albumine est toujours à 1 gram. par litre. On a donné
une quarantaine de bains d'air chaud.

Observation XIV.

(Résumé d'une observation communiquée par M. le Dʳ Magnol)

Néphrite chronique. — Albuminurie très considérable. — Œdèmes. — Bains
d'air chaud.

S... Ernest, 31 ans, cordonnier, entré, le 22 février 1896,
salle Combal, 19. Service de M. le professeur Carrieu.

Antécédents héréditaires : Père mort à 53 ans, avec une douleur à la cuisse, mais sans œdème. Mère morte de variole.

Antécédents personnels : A eu la variole, il y a 6 ans ; a eu la
rougeole à l'âge de 5 à 6 ans ; mais n'a jamais eu la scarlatine.
Il y a 4 ans, a contracté une grippe assez violente. Pas d'habitudes alcooliques.

Maladie actuelle : Il y a un an, les jambes lui firent mal, mais
elles n'étaient pas enflées. Depuis 2 ou 3 mois seulement, il
remarquait le soir que ses jambes étaient enflées. Depuis 2 mois,
douleurs rénales, surtout le matin au lever. Cette douleur lombaire disparaissait quand le malade avait quelque peu travaillé ou
marché. Cependant, depuis quelques jours ayant remarqué que
ses jambes restaient enflées durant la journée, il s'est décidé à
rentrer à l'hôpital.

OBSERVATION XV

*Tracé indiquant les modifications de la température et du pouls
sous l'influence des bains d'air chaud.*

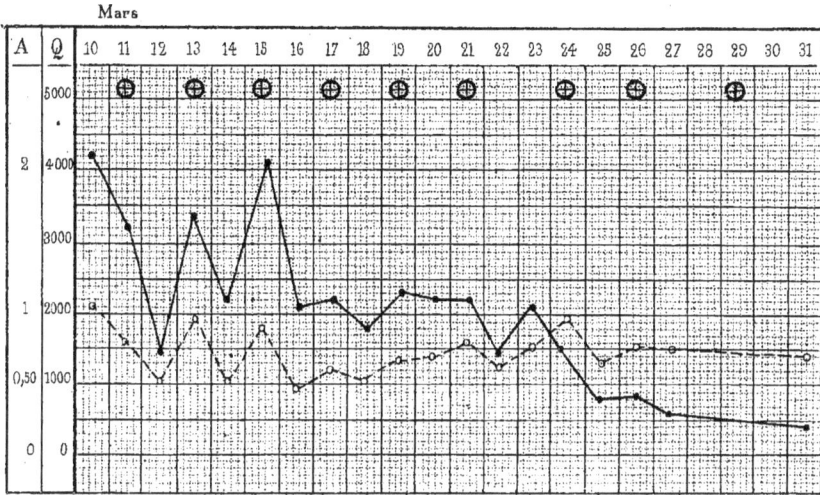

⊕ Bain d'air chaud

————————— Albumine
– – – – – – – – Quantité

*Tracé indiquant les variations du taux de l'albumine et de la quantité des urines
sous l'influence des bains d'air chaud.*

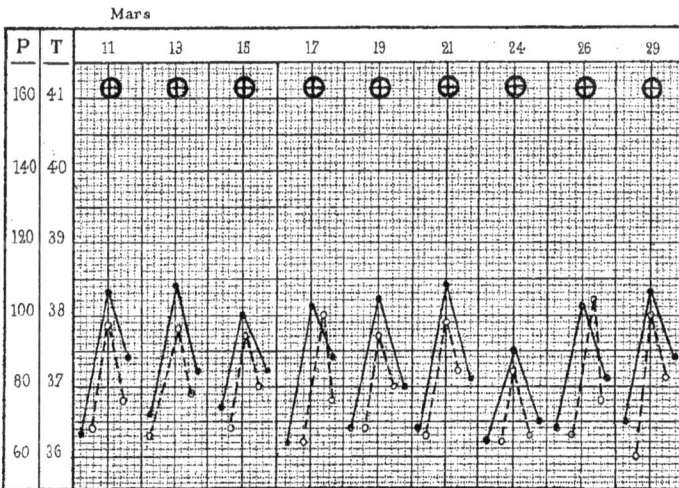

⊕ Bain d'air chaud

Salle Combal — (Lit N° 12)

Néphrite Aiguë

Il ne se plaint que de ces deux symptômes : l'œdème des jambes et la douleur dans les reins. Aucun essoufflement. Pas de toux. Cœur : à la base, léger souffle aortique au 1er temps ; claquement diastolique peu accentué.

23. Les urines renferment 15 gram. d'albumime. Régime lacté absolu.

6 mars. Un peu de matité à la base pulmonaire droite. Râles fines d'œdème pulmonaire. Constipation depuis plusieurs jours.

On donne illico :

Eau-de-vie Allemande.. ..} âa 15 gram.
Sp. de nerprun.........}

7. Selles abondantes. Les râles d'œdème pulmonaire ont presque tous disparu.

18. Toujours énorme quantité d'albumine. On commence les bains d'air chaud.

25. L'albumine diminue ; il n'y en a plus que 7 gram.

31. La qnantité d'albumine ne continue pas à baisser, malgré les bains d'air chaud. On s'en étonne un peu, et on apprend que le malade, trompant la surveillance, mitige fortement le régime prescrit. Il se met résolument au lait absolu.

14 avril. Les bains d'air chaud, associés au lait donnent d'excellents résultats. L'albumine diminue, quoique lentement.

. . . .

1er août. Le malade a fait un très long séjour à l'hôpital. La quantité d'albumine a passé par de nouvelles oscillations, tantôt baissant tantôt remontant. Le malade est très indocile ; il n'a pu se soumettre que très peu de temps au régime lacté. Pour lutter contre la quantité élevée d'albumine (7 gram. en moyenne), on a usé des drastiques et on a donné un grand nombre de bains d'air chaud. Sous l'influence de ces derniers, on a vu l'albumine baisser, tomber même à $0^{gr},50$. Mais la disparition complète n'a pas été atteinte.

4

Il a fallu laisser manger le malade à sa guise. Quand il est sorti à la fin août, ses urines contenaient 1 gram. d'albumine. C'est peu, si on compare ce chiffre à celui de 15 gram. qui avait été noté à son arrivée.

Observation XV (Personnelle).

Néphrite subaiguë. — Albumine. — Anasarque. — Bains d'air chaud.

M... Ferdinand, chiffonnier, 49 ans, entré le 21 février 1897. Salle Combal, 12. Service de M. le professeur Carrieu.

Antécédents héréditaires. — Rien à signaler.

Antécédents personnels. — A eu, il y a neuf ans, une atteinte de rhumatisme subaigu. Il y a 30 ans, blennorrhagie. En outre, est bronchitique chronique et emphysémateux.

Maladie actuelle. — Elle remonterait à une quinzaine de jours ; elle a débuté par un froid, des frissons ; en même temps est survenue une douleur dans le côté gauche de la poitrine, accompagnée de toux légère. Le malade n'a pas ressenti de douleurs lombaires. Le corps s'est enflé peu à peu, et l'enflure a débuté par les bourses.

Etat actuel. — Le malade a l'apparence d'un homme robuste et vigoureux, au thorax bien développé. La première chose qui frappe, en le découvrant, c'est une anasarque très marquée. Les membres inférieurs sont très œdématiés ; les supérieurs le sont aussi, mais à un moindre degré. Les bourses sont énormément distendues par l'infiltration œdémateuse de leur tissu cellulaire ; le fourreau de la verge est œdématié, et le pénis présente la déformation en tire-bouchon ou en queue de cochon. Le ventre est distendu par une ascite légère ; la sensation de flot est peu marquée. Le visage est bouffi, les paupières sont volumineuses. Le thorax est un peu œdématié. — Le malade présente une dyspnée très accusée.

Percussion. — Submatité aux deux bases.

Auscultation. — Quelques râles sous-crépitants aux deux bases.

Cœur. — Aire de matité accrue dans tous les sens. Impulsion énergique. Un peu de frôlement à la palpation. — A l'auscultation du cœur, à la pointe, premier bruit roulant, roulement présystolique et systolique. Le roulement présystolique se perçoit plus nettement en dehors du mamelon. — A l'appendice xiphoïde, premier bruit sourd, soufflant. — A la base, au foyer pulmonaire, premier bruit légèrement soufflé. — A l'orifice aortique, de même, mais il est plus sourd.

Pouls lent et irrégulier.

Au cou, à gauche, point phrénique douloureux, signe de péricardite.

Nous avons sans doute affaire ici à une double lésion, une lésion cardiaque ancienne, et une lésion rénale récente expliquant cette anasarque si développée.

Urines. — Le malade pisse plus souvent qu'en temps ordinaire ; il se lève même la nuit. — Les urines seront conservées pour qu'on puisse les analyser.

On met le malade aux diurétiques. Lait, 2 à 3 litres. Tisane d'orge et de chiendent. On ajoutera au lait XII gouttes de teinture de digitale.

23. Œdème un peu moindre. Urines, 1 litre. L'albumine, recherchée rapidement au lit du malade, est abondante. — Accès de suffocation vers le matin. — Le premier bruit du cœur tend à se dédoubler. — Pas de fièvre.

24. Urines, 1 litre, acides. Densité, 1.024. Albumine, 9 gram. par litre. Œdème des bourses diminue.

26. Urines, 2,400 centim. cubes, plus abondantes, foncées, légèrement troubles. — Pouls plus fort. Dédoublement très net du premier bruit de la pointe. — Œdème des membres inférieurs

moindre. Bourses flasques, moins tendues. Ascite insignifiante.
— Les urines contiennent du sang et des cylindres. L'épithélium
rénal est atteint. — Il est probable que nous sommes en présence
d'une dyscrasie généralisée.

Le rein, déjà altéré par l'affection cardiaque, s'est fermé sous
l'influence du froid, et il s'est fait une néphrite subaiguë.

27. Urines, 2,750. — Albumine, 6 gram. par 24 h.

28. Urines, 2,200. — L'œdème diminue sur tous les points.

Le cœur se régularise ; le dédoublement disparaît ; le deuxième
bruit est bien claqué. — On suspend la digitale.

3 mars. Urines, 2,650. — Albumine, 5^{gr},30 par litre.

5. Urines, 2,300. — Albumine, 4^{gr},14.

9. Urines, 1,400. — Albumine, 2 gram. — Amélioration
progressive.

10. Urines, 2,100.— Albumine, 2^{gr},10.— Le pouls est bon,
le cœur régulier. — On commencera demain les bains d'air
chaud.

12. Hier, bain d'air chaud. — Urines, 1 litre. — Albumine, 0,70.

La toxicité urinaire, après le bain chaud, est très augmentée ;
de plus, ces urines sont convulsivantes.

On a pris la température et on a compté le pouls : 1° avant le
bain ; 2° à la fin du bain ; 3° trois heures après. Les résultats
ont été les suivants :

Temp., 36°,3 — 38°,3 — 37°,4
Pouls, 68 — 98 — 76

13'. Bain d'air chaud.

Temp., 36°,6 — 38°,4 — 37°,2
Pouls, 66 — 96 — 78

15. Bain d'air chaud.

Temp., 36°,7 — 38° — 37°,2
Pouls, 68 — 96 — 80

16. Urines de la veille, 1,800. Albumine par litre, 1^{gr},20 ; par 24 heures, 2,16.

17. Urines, 1,200. Albumine par 24 heures, 1^{gr},08. Bain d'air chaud.

Temp., 36°,2 — 38°,4 — 37°,4
Pouls, 64 — 100 — 76

18. Urines, 1 litre. Albumine par litre, 0,90 ; par 24 heures, 0,90.

19. Urines, 1,300. L'œdème a disparu. Le malade se sent bien. Bain d'air chaud.

Temp., 36°,4 — 38°,2 — 37°
Pouls, 68 — 94 — 80

20. Urines, 1,400. Albumine par litre, 0,90.

21. Bain d'air chaud.

Temp., 36°,4 — 38°,4 — 37°,1
Pouls, 66 — 98 — 74

23. Urines, 1,500. Albumine par litre, 0,80.

24. Urines, 1,900. Albumine, 0,50. Bain d'air chaud.

Temp., 36°,2 — 37°,5 — 36°,5
Pouls, 64 — 86 — 66

25. Urines, 1,300. Albumine, 0,30.

26. Urines, 1,550. Albumine, 0,30. Bain d'air chaud.

Temp., 36°,4 — 38°,1 — 37°,1
Pouls, 64 — 104 — 74

27. Urines, 1,550. Albumine, 0,30.

29. Urines, 1 litre. Bain d'air chaud.

Temp., 36°,5 — 38°,3 — 37°,4
Pouls, 60 — 100 — 82

30. Le bain a fatigué le malade. Suspendre les bains.

31. Urines, 1,400. Albumine, 0,20.

2 avril. Suspendre le lait, qui donne des aigreurs au malade. Soupes au lait. Féculents.

6. Le malade reprend le régime ordinaire. Albumine toujours à 0,20 par litre.

8. Le régime commun n'a pas fait remonter la quantité d'albumine.

10. Le malade sort le 10 avril. — Malgré la reprise de l'alimentation ordinaire, le taux de l'albumine n'a pas varié. Il n'y en a que des traces. Or, il y en avait 9 gram. à l'entrée. — Le malade a pris neuf bains d'air chaud.

Observation XVI.

Première Partie.

La première partie de cette observation, relative au séjour de la malade dans le service des maladies cutanées et syphilitiques, est due à la bienveillante obligeance de M. le Dr Montseret, chef de Clinique.

Néphrite albumineuse, survenue pendant la période syphilitique secondaire.

M... Emilie, fille publique, 20 ans, domiciliée à Montpellier, où elle est soumise à la visite sanitaire depuis le 12 juin 1896.

A accouché, il y a un an, d'un enfant bien constitué, actuellement en nourrice.

Elle a toujours eu une bonne santé, mais elle présente cependant tous les attributs du chloro-lymphatisme ; lèvres charnues et pâles, conjonctives décolorées, teint jaunâtre, regard morne, visage triste ; très flasque et sans énergie.

Depuis le jour de son inscription sur la liste des filles soumises, nous n'avions jamais observé chez elle aucun symptôme vénérien, et son dossier était vierge.

Le 11 novembre 1896, elle se présentait à la visite hebdomadaire, et nous remarquions, sur son abdomen et à la racine des cuisses, des taches rose pâle très peu dessinées formant des marbrures irrégulières ; sur les fesses, de petits éléments lichénoïdes. Rien dans la bouche, sauf un peu d'angine pultacée. Rien aux parties génitales. Tout cela fut mis provisoirement sur le compte de l'herpétisme, sous la réserve d'un examen ultérieur.

18. A la visite suivante, l'éruption avait fait des progrès, et une roséole bien caractérisée couvrait tout le tronc et les cuisses, infirmant ainsi la première hypothèse et ne laissant aucun doute sur l'éclosion d'une syphilis récente.

La malade se sentait, elle-même, fatiguée, et disait ressentir depuis quelques jours de la céphalée principalement le soir et la nuit.

Elle remarquait aussi que ses cheveux tombaient facilement depuis quelque temps.

Arrêtée, elle fut placée au lit 26 de la salle Ambroise Paré.

Un examen plus approfondi ne permit pas de retrouver la trace du chancre. Les ganglions inguinaux, peu engorgés et petits, n'offraient rien de particulier. Pas de plaques muqueuses à la bouche, ni à la vulve, ni à l'anus.

20. Première injection d'huile grise (deux divisions), dans la région rétro-trochantérienne. — Vin de quinquina. — Un quart de rôti.

23. La céphalée persiste et empêche même le sommeil.

Elle se plaint aussi de sa piqûre. — Potion bromo-iodurée.

25. La roséole se dessine de plus en plus nettement et revêt la forme papuleuse à petits éléments rouge cuivre de la grosseur d'une lentille. La céphalée persiste.

27. Apparition d'un ictère, colorant en jaune canari la peau, la sclérotique et le mucus utérin. Pas de phénomènes subjectifs. Le foie et la rate sont légèrement hypertrophiés. Régime lacté. — Calomel $0^{gr},25$. — Deuxième injection d'huile grise.

30. L'ictère tend à disparaître, mais il est plus tenace aux sclérotiques et dans le mucus utérin.

Anorexie, lassitude. — Sirop d'iodure de fer, deux cuillerées.

4 décembre. Une stomatite intense se déclare, malgré la précaution qu'on avait prise, dès le début du traitement mer-

curiel, de faire gargariser la malade avec du chlorate de potasse.

Poudre dentifrice au quinquina, charbon et chlorate, *dd.*

Gargarisme avec décoction de quinquina à 20/1000.

7. 11. 17. La stomatite persiste, et augmente même d'intensité. Les gencives sont tuméfiées, rouges, saignantes ; toute la cavité buccale est le siège d'une vive inflammation, gênant la parole et la déglutition. — La roséole s'efface. — La céphalée persiste.

19. Se plaint beaucoup des reins et de la tête et se trouve si fatiguée, qu'elle se couche. — Anorexie complète, langue très saburrale, léger mouvement fébrile, urines foncées et rares. L'analyse d'urine révèle 3 gram. d'albumine par litre. — En présence de cette albumine dépendant assurément d'une lésion rénale aiguë, on soumet la malade au régime lacté absolu.

23. Même état. — L'albumine augmente, en même temps que l'urée diminue (Albumine 5 gram. — Urée 13 gram.).

26. Albumine $7^{gr},80$. — Urée 12 gram.

28. Albumine 7 gram. — Urée $18^{gr},8$.

29 décembre au 2 janvier. Menstruation. — Pas d'analyse.

3. Se trouve mieux, et peut se lever. L'albumine a considérablement diminué ($2^{gr},20$). L'Urée est à $6^{gr},79$. — On donne l'iodure à 2 gram. par jour.

4. L'amélioration continue. Albumine $1^{gr},90$. Urée $8^{gr},88$.

5. Albumine $1^{gr},20$. — Urée 9. — Se lève.

6. Albumine $1^{gr},20$. — Urée $9^{gr},4$.

7. Albumine $1^{gr},10$. — La céphalée a tout à fait disparu.

Deux œufs. — L'urine renfermant un peu de sang, on donne 2 pilules de tanin de $0^{gr},10$ chacune. — Continuer l'iodure.

La stomatite a totalement disparu....

8 février. La malade passe en médecine.

Deuxième Partie (Personnelle)

La malade arrive le 8 février 1897, dans le service de Clinique Médicale de M. le professeur Carrieu. Elle est placée au lit 17 de la salle Bichat.

Examen : La figure est blafarde, bouffie. Les paupières en particulier sont œdématiées. Sur le cou, syphilides pigmentaires très nettes. A la palpation, on perçoit un chapelet ganglionnaire surtout marqué en arrière du sterno-mastoïdien ; les ganglions sont petits, durs, et roulent sous le doigt.

Les amygdales présentent encore des traces de plaques muqueuses. Au niveau des plis inguinaux, pas de ganglions du côté gauche ; quelques-uns petits à droite.

Sur les mains, on observe une asphyxie locale marbrée qui s'est manifestée en même temps que la bouffissure. Le même état marbré se voit aux genoux. Sur la face interne du tibia, œdème dur. La malade n'accuse ni douleurs rénales, ni céphalée. Elle dort bien. L'appétit est conservé ; il y a un peu de diarrhée.

Ni cryesthésie, ni doigt mort, ni crampes dans les mollets. Pas de bourdonnements d'oreille. Quelques fourmillements dans le poignet.

A l'auscultation du cœur, on trouve à la pointe le premier bruit altéré par un bruit surajouté à chaque inspiration. Le deuxième bruit est éclatant, à la base.

Urines rougeâtres. Quantité, 2,800 centim. cub. Elles ont été beaucoup plus rouges, il y a un mois.

9. Urines, 1,800 centim. cub. L'analyse de la veille a donné les résultats suivants. Densité, 1,007. Albumine, 1^{gr}90 par 24 heures. Urée, 13,55 par 24 heures. L'examen microscopique a décelé de nombreuses cellules épithéliales, quelques tubes épithéliaux, mais peu de tubes granuleux.

La constatation de l'albuminurie, la présence de tubes et de cellules dans les urines, jointes à la bouffissure de la face, ne laissent aucun doute sur le diagnostic de néphrite subaiguë ; en outre nous sommes en présence d'une néphrite épithéliale, les signes ordinaires de néphrite interstitielle et les petits accidents du brightisme faisant ici défaut.

Il est intéressant de chercher à préciser la nature pathogénique de cette néphrite. Le premier diagnostic qui se présente à l'esprit est évidemment celui de néphrite syphilitique de la période secondaire : c'est du reste le diagnostic qui a été porté dans le service des maladies syphilitiques, par M. le professeur agrégé Brousse. La syphilis, en effet, à la période secondaire, attaque surtout dans les organes et les viscères les épithéliums, se réservant de frapper plus tard le tissu conjonctif interstitiel et de faire de la sclérose. Dans le rein, en particulier, la syphilis secondaire donne lieu à une néphrite à prédominance épithéliale, étendue aux deux reins, tandis que la syphilis rénale tertiaire est surtout caractérisée par des lésions scléreuses et scléro-gommeuses pouvant se limiter à un seul rein et même à une partie de rein, laissant à peu près libre le champ de la dépuration urinaire et s'accompagnant d'albumine légère. Chez notre malade, il était donc rationnel de supposer que nous avions affaire à une néphrite syphilitique de la période secondaire. Néanmoins plusieurs raisons ont engagé M. le professeur Carrieu à écarter ce diagnostic. Les caractères mêmes de la néphrite ne plaident pas en faveur d'une lésion rénale spécifique : la néphrite syphilitique s'accompagne presque toujours d'œdèmes généralisés, d'anasarque, d'hydropisie des séreuses, de dyspnée intense ; rien de tout cela ne s'est produit chez notre malade. La néphrite syphilitique guérit seulement par le traitement spécifique et est rebelle à la thérapeutique ordinaire : ici, nous voyons les accidents rénaux se développer à la suite du traitement spécifique et la néphrite s'amender, alors que le traitement mercuriel est suspendu ; la suite de cette observation démontrera que la guérison de la néphrite a été obtenue sans recourir au traitement spécifique. Enfin, un des caractéres essentiels de la néphrite syphilitique de la période secondaire, c'est sa gravité : la mort en est souvent la conséquence ; par la suite de l'observation on verra aussi que la malade s'est améliorée et a guéri. Sans doute plusieurs auteurs ont rapporté des cas bénins de néphrite syphilitique, et M. Dieulafoy insiste particulièrement sur ces néphrites légères ; mais, si nous lisons ces observations, nous voyons que l'albuminurie est, elle aussi, en rapport avec les autres symptômes, et qu'à ces symptômes très bénins correspond une quantité d'albumine de $0^{gr},50$ à $0^{gr},80$. Or, dans notre observation nous constatons, le 26 décembre, une quantité d'albumine très élevée, 7 gram. par 24 heures.

Pour toutes ces raisons, nous ne croyons pas à la nature syphilitique de la néphrite et nous attribuons plutôt celle-ci aux deux injections d'huile grise faites à la malade. Nous savons, en effet, que certains sujets, par suite d'une idiosyncrasie particulière, sont extrêmement sensibles au mercure ; alors que d'autres pourront prendre pendant des années des préparations mercurielles sans jamais éprouver le moindre signe toxique, il suffira chez ceux-ci d'une simple cautérisation au nitrate acide de mercure ou d'un lavage au sublimé pour déterminer une stomatite avec toutes ses conséquences. Eh bien, nous nous trouvons probablement ici en face d'une malade présentant une susceptibilité remarquable pour le mercure. On fait à cette malade, à la date du 20 novembre, une injection intra-musculaire d'huile grise ; rien de particulier ne se produit jusqu'au 26 novembre ; mais le 27 on voit apparaître un ictère très intense. On fait ce même jour une deuxième injection: le 4 décembre apparaît une violente stomatite, malgré l'emploi préventif d'un gargarisme chloraté ; et le 19 se déclare la néphrite. Il semble bien que la stomatite, l'ictère et la néphrite soient le résultat d'une même cause, et qu'ils soient dus à la sensibilité particulière des épithéliums buccal, hépatique et rénal au niveau desquels s'est plus spécialement éliminé le mercure.

Notre diagnostic est donc néphrite toxique mercurielle.

Nous ne mettons pas la malade au traitement spécifique. Nous prescrivons seulement le repos et le régime lacté absolu.

13. Urines, 2,100 Urée, 16,96. Albumine, 0^{gr},63.

16. La malade a de la répugnance pour le lait. Soupes au lait. Quelques féculents. deux cuillerées à café de mimo-tanin.

Urines, 2,300. Il y a moins de sang que les jours précédents.

23. Urines, 2480. — Urée, 26,21. — Albumine, 0,49 par 24 heures.

On commencera demain les bains d'air chaud.

24. Bain d'air chaud. — Urines, 1800. Densité, 1010. — Albumine, 0,64 par 24 heures.

Constipation. — Lavement glycériné.

25. Urines, 1500. — Densité, 1009. — Albumine, 0,45.

Il n'y a plus du tout de sang dans les urines.

26. Bain d'air chaud. — Urines, 1900. — Albumine, 0,60.

La malade se sent beaucoup mieux.

28 février, 3 mars. Bain d'air chaud.

4. Urines, 1300. — Albumine, 0,13 par 24 heures.

5. Bain d'air chaud.

8. Bain d'air chaud.

9. Urines, 1500. — Albumine, 0,13.

La malade reprend l'alimentation ordinaire.

10. Bain d'air chaud. — Urines, 1500. — Albumine, 0,30.

Cette élévation du taux de l'albumine est attribuée à la reprise de l'alimentation.

11. Urines, 1750. — Albumine, 0,25.

Urines claires ; pas de dépôt.

13. Urines, 1600. — Albumine, 0,16.

14-16. Bains d'air chaud.

17. Urines, 700. — Albumine, 0,07.

20-22-24. Bains d'air chaud.

Depuis le 18, l'analyse ne décèle que des traces indosables d'albumine.

On cesse les bains d'air chaud le 24.

29. Traces indosables d'albumine.

6 avril. La malade quitte l'hôpital, sans albumine. — Elle a eu 15 bains d'air chaud.

Nous avons revu la malade, à la fin Mai. Son état général était excellent. Elle ne se ressentait plus du tout de sa maladie.

Observation XVII (Personnelle).

Scarlatine. — Néphrite aiguë. — Bain d'air chaud.

C..., sapeur-mineur au 2e régiment du génie, entré le 13 mars 1897. Pavillon des scarlatineux. 12. Service de M. le professeur Carrieu.

Diagnostic. — Scarlatine.

Eruption excessivement intense, qui a évolué normalement. Pas d'albumine au début. Régime lacté dès le premier jour.

Vers le 5 avril, l'analyse des urines y décèle des traces d'albumine rétractile. Cette faible quantité d'albumine a persisté très longtemps, malgré le régime lacté absolu auquel a été soumis le malade.

Le 25 avril, on prescrit un bain d'air chaud d'une durée de 30 minutes. L'albumine disparaît aussitôt.

Le 30 avril, on permet la soupe au lait. — L'albumine, toujours très minime, reparaît. On remet le malade au lait absolu, et on prescrit des bains d'air chaud.

Le 7 mai, on constate de nouveau la disparition de l'albumine. L'alimentation ordinaire est reprise graduellement, sans que l'albumine se montre à nouveau. Le malade sort le 20 mai, complètement rétabli.

Il a pris 6 bains d'air chaud.

Observation XVIII (Personnelle).

D..., Célestin, soldat au 122ᵉ régiment d'infanterie, entré le 15 mars 1897. Pavillon des scarlatineux, 6. Service de M. le professeur Carrieu.

Début depuis deux jours : frissons, mal de gorge, difficulté pour avaler. — Pas de larmoiement ; pas d'épistaxis. — S'est aperçu hier qu'il était rouge.

Etat actuel. — Eruption scarlatineuse caractéristique, surtout accentuée au pli du coude, à l'aisselle, à l'aine, à l'abdomen. — Raie vasculaire très nette.

Pas d'albuminurie.

Régime lacté absolu.

8 avril. L'éruption a évolué normalement et a tout à fait disparu. —. Le malade avait commencé à manger, mais il a pris froid, en sortant par un temps humide. Il a senti quelques douleurs lombaires, et l'analyse d'urine a montré la présence de 0,60 d'albumine par litre. — Sur un rein, déjà altéré par l'infection scarlatineuse, le froid a fait une néphrite. — La figure est bouffie.

Les urines sont abondantes, claires, mais nettement rosées. Il y a une quantité notable de sang.

On applique quatre ventouses scarifiées à la région lombaire.

9. Urines, 3500 centim. cubes. — Albumine, 0,40 par litre ; 1,50 par 24 heures. — Moins de sang.

Visage toujours bouffi. — L'auscultation du cœur fait entendre à la pointe un dédoublement du deuxième bruit.

11. Urines, 3400 centim. cubes. — Albumine par litre, 0,20 ; par 24 heures, 0,68. — Plus de sang.

On donne un bain d'air chaud.

25. Sous l'influence du bain d'air chaud, l'albumine a tout à fait disparu, depuis quatre jours.

4 mai. Le malade a pris de la soupe au lait. L'albumine a reparu, en quantité très légère dans les urines. — On remet le patient au lait absolu.

15. Malgré le régime très sévère, l'albumine persiste.

On donne un bain d'air chaud.

17-19-21. Bains d'air chaud.

25. L'albumine a disparu après le deuxième bain. — On revient à la soupe au lait.

27. — L'albumine n'a pas reparu. — On reprend peu à peu le régime ordinaire.

CHAPITRE II

Bain d'eau chaude.

————

Avant d'aborder cette étude, je dois dire un mot d'une méthode particulière dans laquelle le véhicule du calorique est non pas liquide mais solide, je veux parler des bains de sable chaud. Bartels les recommande dans son *Traité des maladies des reins* ; il dit même qu'ils sont préférables aux bains romains, parce que le malade peut respirer de l'air à la température normale et qu'ainsi l'équilibre de température s'établit plus facilement. En revanche, il est bien difficile de maintenir le bain à une température constante, et Bartels rapporte qu'à diverses reprises il a eu à constater les fâcheux résultats d'imprudences qui avaient été faites dans ce sens.

Bartels rapproche de la méthode ci-dessus un procédé qui appartient, dit-il, à la Médecine populaire de quelques régions et qui indique que l'instinct du peuple a déjà trouvé le traitement diaphorétique contre l'hydropisie. «J'ai vu plusieurs fois des individus atteints de maladies des reins que l'on avait plongés jusque sous les bras dans un sac rempli de farine de haricots. La peau, en contact avec la farine, était maintenue dans une transpiration constante».

Procédés divers. —— Cela dit, abordons les divers procédés de bains d'eau chaude recommandés par les auteurs dans le cas de néphrite.

Rayer, dans son *Traité des maladies des reins*, recommande dans les cas de néphrite albumineuse aiguë ou subaiguë de favoriser la transpiration par les bains tièdes, associés aux boissons tièdes mucilagineuses et légèrement nitrées. Il administre ces bains auprès du lit du malade, afin qu'il ne se refroidisse pas dans le trajet du bain à son lit. La durée est d'une vingtaine de minutes. Mais nous ne savons rien sur le degré de température de ces bains. Il faut qu'ils ne soient «ni trop froids ni trop chauds.»

Nous rapportons deux observations empruntées à Rayer, deux cas de néphrite aiguë avec urines fortement albumineuses, anasarque ; les malades ont pris plusieurs bains tièdes ; l'un a été complétement guéri de sa néphrite ; l'autre a vu disparaître les hydropisies, mais la quantité d'albumine n'a pas été modifiée.

Les procédés des autres auteurs sont accompagnés d'indications un peu plus précises.

C'est d'abord la méthode de *Liebermeister*, qui consiste à plonger tous les jours le malade dans un bain à 38° centigrade ; on ajoute de l'eau chaude et on élève peu à peu la température jusqu'à 42° On y laisse le malade aussi longtemps qu'il le supporte, pendant une heure entière. On a soin de maintenir la température de la chambre à un degré élevé. Au sortir du bain, on roule le malade dans une couverture de laine chauffée, et on l'entoure d'autres couvertures encore. On le laisse ainsi une heure ou deux, on l'essuie rapidement, et on le porte dans son lit rapidement chauffé. Liebermeister recommande de ne pas, dans les premières séances, laisser le malade plus de demi-heure dans le bain, et de ne pas le laisser seul, de telle sorte que l'on soit prêt à lui porter tous les secours nécessaires, si par hasard il était pris d'une syncope.

Bartels, qui s'est attaché à montrer l'importance de l'entretien des fonctions cutanées au cas de néphrite et qui a fait dans ce but grand usage des sudorifiques, Bartels a employé les bains d'eau chaude maintenus à la température de 40° centigrade. Le malade, après y avoir séjourné une heure ou plus, était enveloppé dans la cabine chauffée, de couvertures de laine, afin de soutenir la transpiration pendant plusieurs heures. « Jusqu'à présent, dit Bartels, on n'a pas encore fait d'expériences pour savoir pendant combien de temps on peut maintenir un individu dans un bain chaud et combien de fois on peut les répéter sans préjudice pour lui. Cependant je rapporterai à ce propos que Hebra a maintenu des malades atteints de pemphigus chronique cent jours et cent nuits dans l'eau chaude, et qu'il les a guéris.»

On trouvera en tête de notre travail trois observations empruntées à Bartels, se rapportant à des néphrites traitées par des bains d'eau chaude. La première observation (Obs. i) est un cas de néphrite aiguë avec hydropisie, urines rares, foncées, fortement albumineuses. Le malade fut soumis au traitement par les bains d'eau chauffée à 39°. En sortant du premier bain, il fut pris d'un accès de convulsions épileptiformes, qui fut isolé d'ailleurs. On continue les bains chauds, et le malade quitte l'hôpital, débarrassé de ses œdèmes, mais avec une certaine quantité d'albumine.

Le deuxième cas, rapporté par Bartels (Obs. ii), a trait à une néphrite chronique avec œdèmes, chez un alcoolique; convulsions épileptiformes, et troubles de la vue sans lésions ophtalmoscopiques. Le malade fut très amélioré par les bains d'eau chaude.

La troisième observation (Obs. iii) est assez diffuse. Il s'agit d'une néphrite à prédominance vasculo-conjonctive, s'accompagnant d'hydropisie abondante et d'oligurie. Les bains chauds firent à diverses reprises disparaître l'œdème, mais furent sans action sur l'albumine et la quantité des urines.

Dans son ouvrage sur les maladies des reins, *Rosenstein*, parlant de la méthode diaphorétique, dit qu'à Dantzig il avait l'habitude de faire prendre les bains à 28°-29° Réaumur ; il enveloppait les malades au sortir de l'eau, dans des draps mouillés et des couvertures de laine, et les y laissait deux ou trois heures,

La méthode de *Ziemssen* est moins énergique, disent Lécorché et Talamon. C'est l'enveloppement mouillé chaud. Un drap, plongé dans l'eau bouillante est appliqué sur la peau du malade, qui est soigneusement recouvert d'une ou de deux couvertures de laine, préalablement chauffées. Le patient reste couché pendant deux ou trois heures. Les effets sont les mêmes que ceux du bain chaud, mais moins accusés. Cet enveloppement chaud conviendrait surtout, d'après Rosenstein, aux malades dyspnéiques, à ceux qui présentent de la défaillance du cœur avec hydropisie très considérable.

Leube propose le procédé suivant de diaphorèse locale, lorsque l'hydropisie coïncide avec une affection cardiaque ; les membres inférieurs sont placés dans un bain à 38° ; on élève graduellement la température jusqu'à 42°, en versant de l'eau chaude, et on maintient le malade dans ce bain pendant 30 à 40 minutes. Puis les membres sont enveloppés de flanelle et recouverts de taffetas gommé ou de caoutchouc pendant six à douze heures.

RÉSULTATS THÉRAPEUTIQUES. — Tels sont les divers procédés d'administration des bains d'eau chaude, recommandés par les auteurs. Voyons maintenant les résultats obtenus par ce traitement.

1° *Quantité des urines.* — Consultons nos observations et recherchons d'abord l'action des bains chauds sur la sécrétion urinaire.

Dans l'observation première (Bartels), nous voyons cette sécrétion augmenter par les bains chauds.

Les obs. II et III (Bartels) n'indiquent aucune action des bains chauds sur la quantité des urines. Mais il s'agit, ici, de néphrites chroniques, dans lesquelles le processus est plus ancien et par conséquent où l'action thérapeutique est plus limitée et moins efficace.

Notre obs. IV (Rayer) accuse une légère augmentation de la quantité des urines, à la suite des bains tièdes. Il s'agit d'une néphrite aiguë avec urines rares, troubles, légèrement albumineuses.

L'obs. V (Rayer) a trait aussi à une néphrite aiguë avec urines de quantité normale. Nous ne savons rien sur les modifications de cette quantité.

2° *Albumine*. — Relativement à l'albuminurie, les résultats sont très variables, suivant les observations :

Observation première (Bartels). — Le premier jour, l'urine contient une énorme quantité d'albumine. En quittant l'hôpital, le malade avait encore de l'albumine.

Obs. II (Bartels). — Pas d'indications précises au sujet du taux de l'albumine.

Obs. III (Bartels). — Aucune amélioration par les bains chauds.

Obs. IV (Rayer). — Au moment de l'entrée à l'hôpital, l'urine « devient blanche, opaline, par l'acide nitrique ou par la chaleur ». A la sortie, « l'urine n'était plus albumineuse ».

Obs. V (Rayer). — A l'arrivée, « l'acide nitrique et la chaleur font reconnaître une proportion considérable d'albumine qui se coagule en flocons ». Malgré les bains tièdes, cette proportion ne se modifie pas.

En somme, si nous exceptons notre obs. IV, où la faible quantité d'albumine disparut, et où la sécrétion urinaire augmente légèrement, nous voyons que les bains chauds ou tièdes ont eu très peu d'action. L'albuminurie n'a pas disparu complètement, et dans les obs. II, III et IV, il n'y a eu aucune amélioration. La quantité d'urine rendue en 24 heures n'a augmenté que dans deux cas (Obs. I et IV).

3° *Œdèmes*. — Par contre, nos observations qui, toutes, se

rapportent à des néphrites avec œdèmes, nous apprennent que les bains chauds ont eu pour résultat de faire disparaître ou diminuer l'hydropisie. A cet égard seulement, les effets de la balnéation chaude ont été favorables et constants.

MODE D'ACTION. — Nous devons donc nous demander, maintenant, pourquoi les cas d'amélioration n'ont pas été plus nombreux.

Tout d'abord, deux de nos observations (II et III), empruntées à Bartels, ont trait à des néphrites chroniques, c'est-à-dire à des inflammations anciennes et profondes des reins ; dans un cas qui s'est terminé par la mort, l'autopsie a montré des lésions conjonctivo-vasculaires très accusées. Le bain chaud ne peut donc, en pareil cas, avoir une bien grande action, ni une efficacité bien marquée.

Mais, dans les cas de néphrite aiguë et subaiguë, où nous verrons le bain d'air chaud donner d'excellents résultats, pourquoi n'en est-il pas de même du bain d'eau chaude ?

C'est que, selon nous, le bain d'eau chaude ne remplit que très imparfaitement les indications que nous avons posées dans le chapitre précédent.

Le bain d'eau chaude, nous l'avons vu et nos observations le prouvent, s'adresse bien aux œdèmes qu'il fait disparaître assez rapidement, grâce aux sueurs qui suivent son administration. A ce point de vue, il remplit une de nos indications.

Le bain d'eau chaude agit encore par stimulation vasculo-nerveuse, à la manière des frictions sèches et des massages : il active les échanges organiques. C'est une action que lui reconnaissent tous les auteurs, bien qu'elle soit plus faible que celle du bain d'air sec et chaud.

Mais la fonction de suppléance de la peau à l'égard du rein n'est que très faiblement sollicitée par le bain d'eau chaude. *Le malade plongé dans ce bain ne sue pas* et ne peut pas suer. Ce n'est que

par l'enveloppement chaud consécutif qu'on arrive à faire trans-
pirer le patient, et quelle différence entre ces sueurs peu marquées
et de courte durée, obtenues péniblement, et la large et longue
sudation du bain d'air chaud qui se produit pendant toute l'application du bain lui-même et qui persiste longtemps après! Par
conséquent une sueur si peu abondante ne peut éliminer qu'une
très faible quantité de toxines urinaires; la majeure partie de
celles-ci restent dans la circulation, encombrant les vaisseaux du
rein, irritent les épithéliums et sont une menace constante d'urémie. La peau ne supplée ainsi que très imparfaitement le rein,
qui n'éprouve à la suite de cette sudation insuffisante aucun sou-
lagement notable. Cela nous explique le peu d'efficacité des bains
d'eau chaude.

Inconvénients. — En outre, le bain d'eau chaude n'est pas
exempt d'inconvénients et de dangers.

D'abord, en admettant qu'on puisse donner le bain dans la
chambre même du malade, il faut que celui-ci quitte son lit pour
prendre son bain ; pendant un instant, aussi court qu'on le suppose,
il s'expose à se refroidir, pour peu que la pièce ne soit pas à une
bonne température.

Il ne faut pas oublier surtout que des accidents très graves ont
à diverses reprises marqué l'administration des bains d'eau chaude.
Reportons-nous à notre observation 1 (Bartels). Le malade est
placé, le lendemain de son entrée, dans un bain d'eau chaude à
39° dans lequel il séjourne plus de demi-heure. On l'enveloppe
de couvertures pour le faire suer, et on assiste tout d'un coup à
un accès complet de convulsions épileptiformes suivies de coma;
quatre nouveaux accès se produisirent. Bartels insiste sur ce fait
que le malade n'avait jamais eu antérieurement d'attaques épileptiques et il n'en eut pas d'autres dans la suite. On est donc
bien en droit d'incriminer le bain chaud.

CONCLUSION. — Le bain d'eau chaude a des effets très variables. La sécrétion urinaire et l'albuminurie sont peu modifiées. L'œdème seul diminue. Des accidents sérieux peuvent résulter de l'emploi de cette méthode balnéo-thérapique. Elle n'est donc pas à conseiller.

CHAPITRE III

Bain de vapeur.

———

Modus faciendi. — Le bain de vapeur se donne habituellement en plaçant le malade dans une petite chambre, hermétiquement close, où l'on fait pénétrer des courants de vapeur
dont la température varie de 36° à 75°, ordinairement 45°. La
chambre contient un lit de bois pour le patient. C'est là l'étuve
humide particulière.

L'étuve commune est plus vaste et renferme des gradins assez
larges pour permettre aux malades de s'y asseoir commodément,
de s'y coucher même. Au fur et à mesure qu'on monte les gradins, la chaleur y devient plus élevée et les thermomètres indiquent la température de l'atmosphère des divers étages. On
séjourne dans l'étuve, le corps nu, dépouillé de tout vêtement.

« Au début, dit Hayem dans ses leçons de thérapeutique, la
sensation qu'on éprouve dans l'étuve humide à 45° environ est
difficile à supporter ; mais au bout d'un petit nombre de minutes
le malaise disparaît, la respiration devient libre et régulière, la
tête se dégage et bientôt la sueur apparaît. Plus tard on éprouve
une certaine fatigue. La durée de cette sorte d'application est de
30 à 45 minutes.

Le bain de vapeur est communément désigné sous le nom de
« bain russe ». En réalité, le bain russe est un bain de vapeur
suivi d'une application froide.

Un dispositif particulier, destiné à permettre au malade de respirer à l'air libre, consiste à le placer dans une caisse parfaitement close d'où la tête émerge seule. Le reste du corps est soumis dans la caisse à l'action des vapeurs chaudes.

Enfin, on a imaginé divers appareils permettant de donner le bain de vapeur dans le lit même du malade ; la vapeur aboutit sous les draps à l'aide d'une conduite métallique.

EFFETS THÉRAPEUTIQUES.— C'est surtout Rayer qui a appliqué les bains de vapeur au traitement des néphrites. Les bains de vapeur aqueuse, dit-il, ont été employés avec succès, non seulement dans la néphrite albumineuse aiguë, mais encore dans la néphrite albumineuse chronique ».

Nous rapportons trois observations empruntées à Rayer : il s'agit de deux néphrites aiguës et d'une néphrite chronique traitées par des bains de vapeur. Etudions l'effet de ces derniers.

1° *Quantité des urines.* — Quelle a d'abord été l'influence sur la quantité des urines?

Obs. IV. Pas d'indications nettes à ce sujet.

Obs. VII. Au moment de l'entrée du malade, la quantité des urines était naturelle. Il n'y a pas eu augmentation de la sécrétion rénale. Les derniers jours seulement, à la suite des fumigations de genièvre, on a noté des urines plus abondantes.

Obs. VIII. A l'arrivée du sujet à l'hôpital, les urines sont rares ; leur quantité n'a pas augmenté malgré l'emploi des bains de vapeur. Le malade meurt d'urémie, à la suite d'un bain.

2° *Albumine.* — Quelles ont été les variations du taux de l'albumine.

Obs. VI. Au début, les urines « se coagulent fortement par la chaleur, et précipitent en gros flocons par l'acide nitrique ». Elles deviennent de moins en moins riches en albumine qui a disparu, au moment de la sortie.

Obs. vii. L'urine du premier jour « précipite abondamment par l'acine nitrique et se coagule fortement par la chaleur ». Le taux de l'albumine diminue peu à peu, et, le dernier jour, « les urines sont revenues à peu près à leur état normal ».

Obs. viii. Aucune amélioration.

3° *OEdèmes*. — Quant aux œdèmes, ils ont disparu dans les deux premiers cas. Dans le troisième, il n'y avait pas encore de changement au moment où ont éclaté les convulsions urémiques.

D'après nos observations, nous voyons que les résultats du bain de vapeur ont été peu favorables. La sécrétion urinaire n'a été que très faiblement augmentée. Les œdèmes ont été longs à disparaître. La disparition de l'albumine n'a pas été constante.

INCONVÉNIENTS. — De plus, les bains de vapeur se sont plusieurs fois accompagnés de sensations pénibles. L'observation VII nous dit que, les 21 et 22 janvier, le malade examiné à la sortie du bain, se plaint de céphalalgie, que nous voyons persister jusqu'au 30. Le 3 mars, en sortant du bain de vapeur, le malade a été pris d'un violent mal de tête.

Ce ne sont là que des accidents bien minimes, si on les compare aux crises convulsives qui ont été signalées par divers auteurs et dont notre observation VIII nous offre un exemple saisissant. Le malade, atteint de néphrite aiguë, avait pris sept ou huit bains, sans changement d'ailleurs dans son état. « Mais rien ne faisait présager une mort prochaine, lorsqu'il fut pris tout à coup, à mon grand étonnement, de convulsions peu de temps après l'administration d'un bain de vapeur, de vingt minutes de durée. Aux convulsions succéda un état comateux qui emporta le malade ».

L'on voit par ces exemples que l'administration des bains de vapeur, au cas de néphrite, n'est pas exempte de dangers. Tous les auteurs sont unanimes à le déclarer.

Rayer lui-même, si partisan de cette méthode balnéothérapique, ne passe pas sous silence ses inconvénients. « Les bains de vapeur, dit-il, déterminent quelquefois de l'oppression, un malaise voisin de la syncope, ou une douleur à la tête, et des envies de vomir qui persistent plus ou moins longtemps après le bain. Après huit ou dix séances, on est souvent obligé d'en suspendre l'usage ou de l'abandonner complètement ».

D'autre part, Bartels écrit ceci : « Les bains de vapeur sont les plus dangereux de tous, d'abord parce qu'il est très difficile de surveiller le malade, et ensuite parce que la température du corps peut y atteindre des degrés très élevés. Je ne saurais donc les recommander dans le traitement des maladies des reins ».

C'est que le bain de vapeur, pas plus que le bain d'eau chaude, ne met réellement à profit les propriétés vicariantes de la peau à l'égard du rein. La sudation est absolument insuffisante et irrégulière. « Le séjour dans une atmosphère saturée d'eau, dit Bartels, et chauffée à 50° Réaumur, produit bien immédiatement des sueurs profuses, mais l'atmosphère de la salle des bains et saturée d'eau, la sueur ne peut pas s'évaporer. Non seulement le corps ne cède pas de sa chaleur au milieu ambiant, il faut encore qu'il emmagasine toute celle qu'il produit, grâce aux échanges nutritifs ; bien plus, il est forcé de se charger d'une partie de celle du milieu qui l'environne et qui a une température supérieure à la sienne ».

En un mot, la vapeur d'eau, venant se condenser sur la peau, empêche la diaphorèse et augmente notablement la température du malade ; d'où la possibilité de congestions viscérales. De plus, par suite de cette absence de sueurs, l'élimination par la peau des toxines urinaires est nulle. Nous expliquons ainsi l'inefficacité et les dangers du bain de vapeur.

CONCLUSION. — Si donc nous mettons en balance les faibles résultats obtenus par ce mode de traitement, et les inconvénients, légers ou graves qui peuvent en être la conséquence, nous proscrirons les bains de vapeur.

CHAPITRE IV

Bain d'air chaud.

———

Après avoir étudié rapidement le bain d'eau chaude et le bain de vapeur dans leurs applications au traitement des néphrites, nous allons décrire, avec quelques détails, un troisième mode de balnéation chaude, que nous avons vu fréquemment employer dans le service clinique de M. le professeur Carrieu, nous voulons parler du bain d'air chaud. Par les indications que nous donnerons et les observations que nous rapporterons, on pourra se convaincre de l'excellence de ses résultats thérapeutiques.

HISTORIQUE. — On désigne souvent les bains d'air chaud sous le nom de *bains romains* ; en réalité leur origine est plus ancienne, car les thermes romains ont emprunté la pratique du massage aux Grecs et aux Asiatiques (Asie-Mineure). Les établissements où se prennent ces bains sont répandus partout en Orient. « Tous les peuples soumis aux lois de l'Islam, ont conservé, en les modifiant selon leur génie propre, les pratiques multiples du bain romain, comprenant le bain d'étuve, le nettoyage de la peau, le massage, l'emploi des piscines chaudes et froides, le repos, etc... Amédée Maurin a parfaitement décrit la disposition des établissements maures et la manière dont le bain y est administré. La construction est divisée en deux parties essentielles : la partie centrale ou étuve représente le sudatorium, vaporium ou laconicum des anciens ; sur les côtés sont les galeries avec les chambres publiques ou privées pour le repos ».

PROCÉDÉS DIVERS. — 1° *Etuve sèche.* — Cette méthode consiste à placer le patient dans une chambre hermétiquement close chauffée par différents moyens, tels que circulation d'eau, de vapeur ou d'air. C'est le système indiqué par *Bartels*, celui, dit-il, qui a été installé dans l'Hôpital de la Faculté de Kiel. Cette méthode, dit Bartels, présente ce grand avantage sur les bains de vapeur et les bains d'eau chaude que le corps n'y est pas surchauffé, bien que l'air du sudatorium soit ordinairement porté à plus de 50° Réaumur. La sueur abondante qui couvre le corps dès que l'on est entré dans l'espace chauffé s'évapore rapidement dans l'air sec et chaud où l'on est plongé. La diaphorèse n'est donc contrariée en rien. En outre, la température du corps ne s'élève pas autant que dans le bain de vapeur.

2° *Etuve à la lampe.* — On n'a pas toujours une salle aménagée pour donner le bain d'air chaud suivant la méthode précédente. On recourt alors à l'étuve à la lampe, qui date du XVIIe siècle. Voici la description qu'en donne Hayem dans ses « *Leçons de thérapeutique* ».

C'est une chaise munie de cerceaux s'élevant jusqu'aux épaules et dont le siège est percé de quinze à vingt trous d'un centim. de diamètre. Entre les pieds de la chaise se trouve une planche à jour, et en avant un escabeau pour les pieds. Le malade, dépouillé de ses vêtements, est assis sur la chaise et enveloppé ensuite dans une couverture de laine qui remonte jusqu'au cou et par dessus laquelle on étend une toile imperméable. Pour produire l'air chaud, on fait brûler sous la chaise une grosse lampe à alcool, à quatre ou cinq becs. La température de l'air qui entoure le malade doit monter à 40°, 50°. La pièce doit être aérée. Pour faciliter la sudation, on fait boire au malade toutes les dix

. minutes un verre d'eau fraîche. Tant que la température ne dépasse pas 50°, le pouls est peu modifié et la température interne ne monte pas sensiblement. Mais quand l'air de l'étuve arrive aux températures de 55° à 60°, le malade éprouve une sensation de brûlure à la peau, de la soif, des nausées, des bruissements d'oreille, tandis que le pouls devient fréquent et que la température interne s'élève.

3° *Bain en caisse.* — A l'emploi de la chaise, on peut substituer le bain en caisse, dont nous avons dit un mot à propos du bain de vapeur. L'appareil est variable. Il peut être en bois et fermé par un couvercle percé d'un trou pour la tête, ou bien en marbre et avoir la forme d'une borne creuse, fermée par un couvercle percé et mobile. Un banc ou une chaise permet au malade d'être assis et de passer la tête à travers l'orifice du couvercle, de manière à respirer à l'air libre, et une collerette vient obturer l'espace resté béant entre le cou et le bord de l'orifice. Ces caisses peuvent servir à l'administration d'un bain de vapeur ou d'un bain d'air chaud. Pour ce dernier, l'échauffement de l'air est obtenu au moyen d'une lampe à alcool, ou bien de plaques en fonte ou de briques rougies au feu.

Les procédés que nous venons d'étudier présentent un grave défaut : c'est que le malade, dans le trajet de son lit à l'appareil de sudation, risque de se refroidir et de se fatiguer. Une syncope peut résulter de cette fatigue. Aussi a-t-on cherché à y remédier en construisant des appareils à air chaud permettant au malade de prendre son bain dans son lit même. *Fürbringer*, très partisan de la méthode, décrit plusieurs systèmes d'étuves sèches, réalisant ce desideratum. L'appareil employé à la clinique de Montpellier remplit les mêmes indications.

Appareil employé à Montpellier. — L'appareil à air chaud employé à l'hôpital de Montpellier est des plus simples. Un poêle, en tôle, chauffé avec une puissante lampe à alcool à quatre ou

cinq becs, est surmonté d'un tuyau de 9 centim. de diamètre.
Ce tuyau comprend deux parties : une première partie, verticale,
qui se termine à 1 mèt. au-dessus du sol ; une deuxième portion,
horizontale, coudée à angle droit sur la première et destinée à
aller aboutir au lit du malade, entre les couvertures.

Le poële est mis en place, la portion horizontale du tuyau
aboutissant dans le lit même du malade, entre les pieds de ce
dernier, qui tient les jambes écartées, de façon à éviter le contact
de l'air chaud sortant du poële. La lampe est allumée. L'air con-
tenu dans le tuyau se réchauffe et va dans le lit ; il s'établit
ainsi un courant continu d'air chaud, de l'extérieur vers le lit.
Les draps sont soutenus à l'aide d'un grand cerceau, de façon à
emmagasiner la plus grande quantité possible d'air chaud. Les
couvertures sont très soigneusement repliées sous le matelas,
pour empêcher toute déperdition de calorique. Au niveau du cou
du patient, et au pied du lit, à l'endroit même où pénètre le tuyau,
on a soin aussi d'adapter très exactement draps et couvertures et
de boucher toute fissure par où pourrait s'échapper l'air chaud.

Avec ce dispositif, le corps tout entier du malade baigne dans
l'air chaud ; la tête seule émerge des draps. Le patient peut donc
ainsi, tout en étant enveloppé d'air chaud, respirer librement
dans l'atmosphère extérieure. On évite les congestions cépha-
liques, et, si le malade accuse une chaleur trop considérable de
la tête, rien n'est plus simple que de lui appliquer sur le front
une compresse imbibée d'eau froide.

Le dispositif que nous venons de décrire est donc des plus simples, et peut être mis en usage partout ; partout en effet, on peut
faire construire un semblable appareil de chauffage. A la cam-
pagne, alors qu'on est loin de toutes ressources, il est possible
encore d'appliquer le bain d'air chaud, sans appareil aucun, en
se servant seulement de chaux vive. On place dans le lit même
du malade un vase de grès contenant de la chaux vive sur
laquelle on verse un peu d'eau. Il se fait aussitôt un abondant

dégagement de chaleur. L'inconvénient de ce procédé, c'est que le malade ne baigne pas dans un air chaud et sec, mais dans un air saturé de vapeurs.

Tout ce que nous dirons maintenant, dans le cours de notre travail, se rapporte au bain d'air chaud et sec tel qu'il est employé à la clinique de Montpellier.

———

CHAPITRE V.

Effets du bain d'air chaud.

I. — Effets physiologiques. — 1° *Température sous les draps.* — La température de l'air, sortant du tuyau de poêle quand tous les becs sont allumés, est de 50° centigrade. Un point capital est de donner au tuyau un diamètre suffisant; la température de 50° que nous avons constamment observée avec notre tuyau de 9 centim. de diamètre est impossible à obtenir avec un diamètre moindre; si celui-ci n'est que de 5 centim. par exemple, il est difficile de dépasser 30°. Avec notre appareil, la température aux pieds du malade est donc de 50°; elle va en diminuant à mesure que l'on se rapproche de la tête du lit; au niveau de l'épaule, elle est de 40° en moyenne. Cette température est constante pendant tonte la durée du bain. On peut, d'ailleurs, dans les premières séances de chauffage, commencer par une température un peu moins élevée. Il suffit de n'allumer que deux becs la première fois, trois la seconde, et tous les quatre la troisième.

2° *Température du malade.* — Pour apprécier l'effet du bain d'air chaud sur la température du malade, nous avons pris la température de celui-ci : 1° avant de mettre en place l'appareil; 2° au moment de l'éteindre; 3° trois heures après.

Si nous consultons nos observations, nous obtenons les résultats suivants : *Elévation minima* :

Obs. xv (personnelle). Salle Combal, 12. L'élévation de tem-

pérature pendant le bain a toujours dépassé 1 degré. L'élévation minima a été observée pendant les séances des 15 et 24
mars. Le 15 mars, la température avant le bain était de 36°,8 ;
à la fin du bain, le thermomètre marquait 38°. Le 24 mars, les
deux températures ont été : avant le bain, 36°,2 ; à la fin du bain,
37°,5. Dans les deux cas, l'élévation a été de 1°,4 (Se reporter
à la courbe, Pl. I).

Obs. xvi (personnelle). Salle Bichat, 17. Nous avons pris les
températures un certain nombre de fois, et nous avons observé à
la fin du bain une élévation supérieure à 1°.

Obs. ix. Laënnec, 22. Nous trouvons une élévation minima
généralement peu marquée, de deux à trois dixièmes de degré.
(Voir le tableau, pag. 30).

Obs. x. Salle Laënnec; 26. Nous voyons que l'élévation minima
est de 0°,4 (Chauffage des 23 et 27 mars). (Voir le tableau, pag.
33).

Obs. xiii. Salle Bichat, 16. L'élévation a toujours atteint 0°,4.

Elévation maxima :

Obs. xv. L'élévation est de 2° les 11 et 21 mars.

Obs. xvi. 1°,7 le 18 mars.

Obs. x. 1° le 27 mars.

Obs. ix. 0°,8 le 3 février.

Obs. xi. 0°,7 le 4 février.

Obs. xiii. 1°,3 le 15 janvier.

Elévation moyenne — En somme, la température est plus
élevée à la fin du bain de 0°,7 à 1°.

Température 3 heures après le bain. — A ce moment le thermomètre marque généralement une température un peu supérieure à celle qu'il accusait avant le bain. Chez notre malade de
la salle Combal, 12 (obs, xv), cette température a toujours été
supérieure d'au moins 0°,3 et en moyenne de 0°,5.

3° *Effets sur le pouls.* — Nous avons procédé de la même façon que pour la température, et nous avons compté les pulsations : avant le bain, à la fin du bain, et trois heures après.

En passant en revue nos observations, nous faisons les constatations suivantes :

Obs. xv. Accélération minima, le 24 mars : avant le bain. P. 64 : à la fin, P. 84, ce qui fait 24 pulsations de plus qu'avant le bain. Accélération maxima, le 29 mars : avant, P. 60; à la fin, P. 100, Accélération, 40. L'accélération moyenne a été de 30 pulsations.

Obs. xvi. Accélération minima, le 18 mars : avant le bain, P. 86 ; à la fin, P. 108. Accélération, 22. Accélération maxima, le 24 mars : avant le bain, P. 70 ; à la fin, P. 114. Accélération, 44. Accélération moyenne, 30.

Obs. ix. Accélération minima, le 11 février : avant le bain, P. 80 ; à la fin, P. 84. Accélération, 4. Accélération maxima, le 8 février : avant le bain, P. 72 ; à la fin, P. 106. Accélération, 34. Accélération moyenne, 10.

Obs. x. Accélération minima, le 27 février : avant le bain, P. 64 ; à la fin, P. 72. Accélération, 8. Accélération maxima, le 6 avril : avant, P. 80; après, P. 110. Accélération, 30. Accélération moyenne, 20.

Obs. xi. Accélération minima, le 4 février : avant le bain, P. 60 ; à la fin, P. 70. Accélération, 10. Accélération maxima, le 7 février : avant, P. 80 : à la fin, P. 100. Accélération, 20.

On voit donc que le bain d'air chaud a pour effet d'accélérer le pouls, qui est plus fréquent à la fin du bain. Si on compte les pulsations avant et après le bain, on trouvera dans le deuxième cas un chiffre supérieur de 10 à 20 à celui qu'on aura obtenu avant le bain. En outre, cette accélération du pouls produite par le bain marche parallèlement à l'élévation de la température, c'est-à-dire que l'élévation maxima de la température, à la fin du bain s'observe justement les jours où l'accélération du pouls est aussi maxima. C'est là un fait que l'on pouvait prévoir, et que confirment pleinement nos observations.

4° *Effets sur la respiration.* — D'une façon générale, le bain d'air chaud augmente un peu le nombre des respirations. Ces dernières ont été comptées à diverses reprises, principalement dans l'obs. XIII, et l'on a noté une accélération de 6 à 8 respirations. Le 10 janvier, par exemple, avant le bain, R. 18 , à la fin, R 24. Le 15 janvier, avant le bain, R. 18; à la fin, R. 24. Il en est de même les 18, 20, 22, 24, etc.

5° *Sueur.* — Ainsi qu'il est facile de s'y attendre, une abondante sueur couvre le corps du malade pendant toute la durée du bain. Elle se produit peu d'instants après que l'appareil est en place. Cette sudation est générale et se fait par toute la surface cutanée.

Au bout d'un moment, le corps du malade est absolument baigné de sueur et les draps sont, eux aussi, complètement imbibés. Le visage, étant à découvert hors du bain, transpire peu. S'il se produisait du reste à ce niveau une sudation trop abondante, incommodant le sujet et coïncidant avec de la céphalée, on rémédierait à ce double inconvénient en plaçant sur la tête une compresse humide froide.

La sudation continue d'une manière régulière pendant toute la durée du bain. En outre, alors que l'on a éteint les lampes du poële et enlevé l'appareil, elle ne cesse pas brusquement; bien au contraire, elle persiste encore en abondance notable pendant les deux premières heures qui suivent la cessation du chauffage, et ce n'est guère que trois heures après la fin du bain qu'elle se tarit.

La sudation produite par le bain d'air chaud est régulière, bien différente en cela de celle qu'on observe avec les bains de vapeur. «Les bains d'air chaud, dit Bartels, ont une action extrê-

mement bienfaisante, attendu que ce procédé provoque certaine-
ment les sueurs les plus prolongées sans aucun inconvénient pour
le malade.

Lorsque les bains de vapeur sont pris à une température assez
élevée pour provoquer des sueurs profuses, il en résulte inévita-
blement un échauffement considérable de tout le corps, ce qui
ne laisse pas bientôt que de présenter des inconvénients. Mais,
avec les bains d'air chaud, on n'a pas à craindre de trop
s'échauffer le corps ; aussi peut-on sans hésitation pousser la
température beaucoup plus loin. » Avec le bain d'air chaud, l'atmosphère qui entoure le malade n'est pas saturée de vapeur et la
sudation est facile et abondante. Le bain d'air chaud est supérieur aussi au bain d'eau chaude, qui ne provoque pas de sudation ; nous avons vu, en effet, que ce n'est qu'au sortir de l'eau
que le patient commence à suer, et que c'est précisément pour
favoriser la sudation qu'on l'enveloppe de couvertures chaudes.

Enfin, avec l'appareil employé à Montpellier, le malade prenant
le bain d'air chaud dans son lit, il n'y a pas à craindre d'inter-
ruption brusque dans la sudation au moment de la cessation du
bain. Au contraire, avec l'étuve sèche ordinaire, « il faut toujours, dit Ziemssen, éviter les refroidissements au sortir du bain ».

6° *Persistance des symptômes après le bain.* — En étudiant
plus haut les modifications de la température, du pouls et de la
respiration, nous avons dit que nous avions noté le degré de
température ainsi que le nombre de pulsations et de respirations,
non seulement à la fin du bain, au moment d'éteindre l'appareil,
mais aussi trois heures après.

Le thermomètre, placé dans l'aisselle, trois heures après la fin
du bain, indique ordinairement une température un peu supérieure à celle du malade avant le bain. Dans nos observations
personnelles (xv et xvi), cette élévation a été 0°,5 en moyenne.

Le nombre des pulsations compté trois heures après le bain

est généralement supérieur de 10 pulsations environ au nombre trouvé avant le bain.

Les respirations sont aussi un peu plus fréquentes.

Nous ne reviendrons pas sur ce que nous avons dit plus haut au sujet de la persistance des sueurs après l'enlèvement de l'appareil à air chaud.

Nous pouvons donc conclure que les effets du bain se continuent encore trois heures après la fin du bain.

II. — EFFETS THÉRAPEUTIQUES. — Nous allons étudier successivement l'effet du bain d'air chaud sur les éléments suivants : quantité des urines par 24 heures, densité, urée, albumine, etc.

1° *Quantité d'urine par 24 heures*. — Les urines du malade sont soigneusement recueillies, dans un bocal gradué ; l'on recommande au malade de ne pas en perdre lorsqu'il va à la selle. On note la quantité émise :

a) Pendant les 24 heures qui précèdent le bain d'air chaud ;

b) Pendant les 24 heures qui suivent ;

c) Pendant le jour suivant.

Les résultats sont les suivants : la quantité d'urine rendue pendant les 24 heures qui suivent le bain est inférieure, ordinairement même très inférieure à celle des 24 heures précédentes. Le jour suivant, on observe une polyurie très nette, une véritable décharge urinaire. L'explication de ce fait est bien simple. Rien d'étonnant en effet à ce que, pendant les 24 heures qui suivent le bain, il y ait une diminution de la quantité des urines ; il existe, en effet, un balancement bien connu entre les sécrétions urinaire et sudorale ; quand on sue abondamment, on pisse peu, et *vice-versâ*. Nous avons insisté suffisamment au début de notre travail sur les relations de la peau et du rein pour que nous n'ayons pas à y revenir.

Cela étant, et sans nous occuper en ce moment de la composition chimique de la sueur et de l'urine, nous comprenons très bien que le bain d'air chaud produisant une très abondante sudation produise du même coup une diminution dans la quantité de l'urine émise après le bain.

Voyons quelles ont été, dans nos observations, les variations de la quantité des urines.

Obs. xv. Si nous nous reportons à la courbe jointe à cette observation, nous voyons que la quantité d'urine recueillie 24 heures après le bain est toujours inférieure à celle des 24 heures précédentes, et qu'au contraire, le jour suivant, il y a une polyurie manifeste.

Exemple : Chauffage du 11 mars. Quantité d'urine : 1° avant, 1,600 ; 2° 24 heures après, 1,000 ; 3° le jour suivant, 1,950.

13 mars. Quantité: 1° avant, 1950 ; 2° 24 heures après, 1050; 3° le jour suivant, 1800.

15 mars. Quantité : 1° avant, 1,800 ; 2° 24 heures après, 950 ; 3° le jour suivant, 1,200.

24 mars. Quantité: 1° avant, 1,900; 2° 24 heures après, 1,300 ; le jour suivant, 1,550.

19 mars. C'est le jour où les différences ont été le moins sensibles. La quantité est restée stationnaire après le bain, le malade ayant sans doute perdu un peu d'urine. Néanmoins, le jour suivant, on peut constater la polyurie habituelle.

Obs. xvi. Chauffage du 24 février. Quantité : 1° avant, 1,800; 2° 24 heures après, 1,500 ; le jour suivant, 1,900.

3 mars. Quantité: 1° avant, 2,500 ; 3° 24 heures après, 1,300. On n'a pas recueilli les urines du 5.

22 mars. Quantité: 1° avant, 1,900 ; 2° 24 heures après, 1,800.

Tels sont les résultats auxquels nous sommes arrivés dans deux de nos observations personnelles ; ils concordent entièrement avec ceux qui ont été observés par M. le Dr Magnol, chez les malades dont nous avons rapporté l'histoire clinique.

2° *Densité de l'urine.* — La densité de l'urine suit, par le fait du bain d'air chaud, une marche inverse de celle de la quantité. C'était du reste là un fait à prévoir.

Nos observations nous fournissent ici encore des renseignements intéressants.

Obs. xv. Chauffage du 11 mars. Densité : avant le bain, 1,010 ; 24 heures après, 1,012.

15 mars. Densité : avant, 1,010 ; 24 heures après, 1,024 ; le jour suivant, 1,012.

Obs. xvi. Chauffage du 24 février. Densité : avant le bain, 1,009 ; 24 heures après, 1,010.

3 mars. Densité : avant, 1,010 ; 24 heures après, 1,018.

22 mars. Densité : avant, 1,010 ; 24 heures après, 1,012.

Donc, pendant les 24 heures qui suivent l'administration du bain d'air chaud, alors que les urines sont peu abondantes, leur densité augmente. Celle-ci diminue le jour suivant, alors que se produit la décharge urinaire.

3° *Urée.* — Le bain d'air chaud n'exerce pas de modifications régulières sur la quantité d'urée émise par 24 heures.

Le dosage de l'urée a été fait fréquemment chez nos malades et n'a pas révélé de particularités intéressantes.

La courbe de l'urée n'a pas été influencée régulièrement par le bain, ou du moins les variations ont été trop minimes et dissemblables, pour qu'il soit possible d'en tirer aujourd'hui le moindre enseignement.

4° *Albumine.* — MM. Carrieu et Magnol, dans leur communication au Congrès de médecine de Nancy (1896), sont arrivés aux conclusions suivantes : sous l'influence du bain d'air chaud, le taux de l'albumine diminue fortement le lendemain du bain, pour augmenter les jours suivants, mais sans revenir au chiffre antérieur ; peu à peu cette diminution devient persistante et fait même place à la disparition complète de l'albuminurie.

Nos observations personnelles sont très instructives à cet égard, car elles confirment pleinement les résultats auxquels sont arrivés MM. Carrieu et Magnol.

Obs. xv. Salle Combal, 12.—Le 15 mars, le taux d'albumine est de $2^{gr},16$ par 24 heures ; le 15 mars, bain d'air chaud ; le 16. l'albumine tombe à $1^{gr},04$; le 17, elle est à $1^{gr},08$.

Le 21 mars, jour de chauffage, l'albumine $= 1^{gr},15$; le 22, elle tombe à $0^{gr},45$; le 23, elle, remonte à $1^{gr},05$.

Le 24 mars, jour de chauffage, l'albumine $= 0^{gr},50$; le 25, elle tombe à $0^{gr},40$ pour remonter le 26 à $0^{gr},45$.

Obs. xvi. Salle Bichat, 17. — Nous voyons ici encore que l'albumine est, le 24 février, à $0^{gr},64$; nous donnons un bain d'air chaud, et, le 25, nous observons une diminution du taux de l'albumine, qui n'est plus qu'à $0^{gr},45$. Mais le 26, il y a une légère élévation, l'albumine $= 0^{gr}.60$, chiffre inférieur à celui du 24.

Le 10 mars, l'albumine $= 0^{gr},30$ par 24 heures. Nous donnons un bain d'air chaud ; le lendemain 11, chute du taux de l'albumine, qui n'est plus qu'à $0^{gr},25$; le 12, état stationnaire.

Lorsque le taux de l'albumine est descendu à un chiffre très minime, à $0^{gr},10$ par exemple, il est difficile d'apprécier très exactement les oscillations que nous avons indiquées.

Si l'on dresse la courbe journalière du taux de l'albumine, comme nous l'avons fait pour notre néphrétique de la salle Combal, 12 (Obs. xv), on voit que cette courbe, primitivement élevée, descend graduellement pour arriver à zéro. C'est ainsi que, dans le cas que nous citons, nous voyons la courbe partir d'une division correspondant à plus de 2 gram. d'albumine par 24 heures et descendre progressivement. Toujours, nous insistons sur ce point, nous avons vu, chez les malades atteints de néphrite épithéliale, l'albumine diminuer progressivement au bout d'un nom-

bre plus ou moins élevé de bains. L'on observe quelquefois une
ascension de la courbe, qui était en train de décroître, mais cette
ascension coïncide presque toujours avec une imprudence du
malade, qui s'est refroidi ou a repris, en cachette, l'alimentation
ordinaire. Le régime lacté, en effet, est un précieux auxiliaire du
bain d'air chaud ; aussi, quand la proportion d'albumine a diminué, faut-il revenir *progressivement* au régime alimentaire commun. On permettra d'abord quelques soupes au lait, puis des
féculents et l'on arrivera par transition insensible au régime normal. Il n'est pas rare de voir une légère élévation de l'albumine
se produire au moment où l'on cesse le régime lacté absolu; mais
cette élévation, minime d'ordinaire, est de courte durée, et la
courbe reprend vite son cours descendant.

Le fait le plus intéressant et le plus concluant, ainsi que nous
le disions ci-dessus, c'est la diminution graduelle de l'albumine
et sa disparition presque constante, au bout d'un nombre variable
de bains.

Passons en revue nos principales observations :

Obs. xv (personnelle). A son arrivée, le malade avait 9 gram.
d'albumine par 24 heures. On n'a pas pu instituer immédiatement
chez lui le traitement par le chauffage, à cause des troubles cardiaques qu'il présentait ; l'état de son cœur était une contre-indication formelle; mais, dès que cette crise du début a été conjurée,
nous avons commencé les bains d'air chaud, à la date du 11 mars.
Le taux de l'albumine était alors de plus de 2 gram. Le malade
est sorti le 8 avril, après avoir pris une dizaine de bains. A sa
sortie il n'y avait que des traces insignifiantes d'albumine. Si le
malade avait voulu se soumettre un peu plus longtemps au régime
lacté, il serait probablement sorti, comme les autres, sans aucune
trace d'albumine.

Obs. xvi (personnelle). — A son arrivée dans la Clinique
interne, le 8 février, nous trouvons $1^{gr},90$ d'albumine. La malade

sort le 5 avril, sans albumine, après avoir pris 15 bains d'air chaud. Un point très intéressant, c'est que cette malade, n'ayant pas pu supporter le régime lacté, s'est nourrie comme les autres malades, alors qu'elle était soumise au traitement par le chauffage. La disparition de l'albuminurie est survenue ici sans le concours du régime lacté, et, pendant très longtemps, la malade n'a eu que des traces indosables d'albumine dans les urines, avant d'arriver à la disparition complète.

Obs. ix. Le 20 janvier(nous trouvons 0^{gr},72 d'albumine par 24 heures. Quand le malade sort, après avoir pris 9 bains d'air chaud, il n'y a plus depuis quelques jours d'albumine dans les urines.

Obs. x. Le 24 février, l'analyse décèle 2 gram. d'albumine par litre. Nous voyons la proportion d'albumine décroître peu à peu, et le malade quitte l'hôpital le 10 avril, sans aucune trace d'albumine, bien que l'alimentation ordinaire ait été reprise. Il y a eu 7 bains.

Obs. xi. Trois bains d'air chaud font disparaître des traces d'albumine, rebelles au traitement ordinaire.

Obs. xvii. Cette observation est très intéressante. Elle nous montre que le bain d'air chaud a fait disparaître rapidement l'albuminurie des urines, alors que le régime le plus sévère n'avait eu aucune action sur elle.

Obs. xviii. Ici encore, grâce au bain d'air chaud, nous avons eu raison d'une albuminurie qui résistait au régime lacté absolu.

L'Obs. xii est à rapprocher des deux précédentes. Il s'agit d'une néphrite consécutive à une scarlatine et s'accompagnant un jour d'accidents urémiques. L'albumine a complètement disparu, à la suite de quatre bains d'air chaud, après que le malade a repris l'alimentation ordinaire.

Toutes les observations que nous venons d'analyser tendent donc à la même conclusion : sous l'influence du bain d'air chaud, l'albumine a progressivement diminué et a fini par disparaître. C'est là, sans contredit, un excellent résultat.

Il n'est pas moins intéressant de nous arrêter un instant sur les observations XIII et XIV.

Obs. XIII. La malade est arrivée à l'hôpital avec 15 grammes d'albumine dans les urines. Ce chiffre énorme s'est maintenu pendant trois mois malgré le régime lacté absolu. Sous l'influence de nombreux bains d'air chaud, nous avons vu la courbe de l'albumine décroître progressivement et rester fixe à 1 gram. par litre, malgré la reprise de l'alimentation ordinaire.

Obs. XIV. — Ici aussi, nous voyons un malade avec 15 gram. d'albumine ne recevoir aucune amélioration de la médication lactée et se trouver très bien des bains d'air chaud. L'albumine baisse peu à peu et s'arrête à 1 gram. par litre.

C'est encore un résultat bien remarquable que cette disparition presque complète d'une albuminurie, au début si consirable et si rebelle au traitement habituel. Pourquoi n'avons-nous pas pu arriver à la disparition absolue? C'est sans doute que le processus chronique et invétéré en face duquel nous nous sommes trouvés était trop avancé pour que nous puissions avoir sur lui la même action que sur un processus récent. En tout cas, à défaut de guérison complète, c'est un bien beau succès à l'actif de la médication que nous préconisons que d'avoir pu amener la diminution si marquée de l'albuminurie et sa disparition presque complète.

5° *Eléments figurés.* — La diminution graduelle du taux de l'albumine n'est pas le seul indice de l'amélioration du malade. Pendant trop longtemps on a considéré l'albuminurie comme un témoin infaillible d'une lésion rénale; or, il est bien démontré aujourd'hui que la présence d'albumine dans les urines peut s'observer dans un grand nombre de circonstances, sans que le rein soit pour cela intéressé; et, d'autre part, on cite des exemples de néphrites ne s'étant pas accompagnées d'albuminurie, ou du moins n'en ayant présenté que durant une partie de leur évolution. Cela revient à dire qu'il ne faut pas seulement chercher les signes de l'amélioration rénale du côté de la quantité plus ou moins grande d'albumine, mais qu'il faut attacher aussi une grande importance, d'une part à l'état général, et, d'un autre côté, à la présence dans les urines d'éléments anormaux. Au cours des néphrites, en effet, si l'on pratique fréquemment l'examen macroscopique et microscopique des urines, on pourra faire des constatations qui fourniront des indices très précieux sur l'évolution de la maladie et en même temps sur l'action thérapeutique des agents médicamenteux.

Dans la néphrite aiguë *a frigore*, que prennent généralement pour type de leur description les ouvrages de pathologie, les urines sont rares, parfois brunâtres, souvent hémorrhagiques ; elles présentent un dépôt plus ou moins abondant appréciable à l'œil nu ; ce dépôt, examiné au microscope, contient des cellules épithéliales altérées, des globules rouges, des cylindres granuleux et hyalins. Les urines présentent par conséquent des caractères bien nets qui, lorsque la lésion rénale évolue favorablement, se modifient d'un jour à l'autre et finissent par disparaître. Il arrive un moment où la composition physique et chimique de l'urine redevient normale, et quand ce retour à la normale coïncide avec la disparition des autres symptômes, on peut affirmer la guérison, autant du moins qu'il est permis de parler de guérison quand il s'agit de néphrite.

Eh bien, chez deux des malades que nous avons suivis dans le service de M. le professeur Carrieu (Obs. xv et xvi), nous avons très soigneusement observé l'état physique des urines et nous avons à diverses reprises examiné le dépôt urinaire au microscope. Nous avons pu voir les caractères des urines se modifier favorablement sous l'influence des bains d'air chaud et les éléments anormaux diminuer et disparaître.

C'est ainsi que, dans notre observation xvi, l'urine des premiers jours était trouble, contenant une forte proportion de mucus, des cellules épithéliales et une quantité de globules rouges. Dès les premières séances de chauffage, le nombre des hématies a sensiblement diminué, et au bout de quelques jours on n'a plus trouvé de sang. Le mucus qui formait un nuage épais dans le bocal a diminué aussi et a disparu. A la fin du traitement, il n'y avait pas le moindre dépôt.

De même, dans notre observation xv, chez notre homme de la salle Combal, les urines, au début fortement colorées, riches en cellules épithéliales et en cylindres, sont devenues peu à peu claires; et les examens microscopiques pratiqués successivement ont montré la diminution graduelle des cellules et des cylindres.

6° *Toxicité des urines.* — Des expériences ont été entreprises sur les modifications apportées par le bain d'air chaud à la toxicité des urines. M. le D\ Magnol a fait à des lapins des injections avec l'urine recueillie avant le bain d'air chaud; d'autre part, il leur a injecté de l'urine émise après le bain, et il est arrivé aux conclusions suivantes : L'urine émise avant le chauffage est *très peu toxique*; il en faut une grande quantité pour tuer l'animal; elle n'est pas convulsivante. Au contraire, l'urine rendue après le bain d'air chaud est très toxique : une faible quantité suffit pour tuer le lapin; de plus elle est convulsivante.

Ce résultat est très instructif à un double point de vue. D'abord, il confirme ce fait bien connu que l'urine des néphrétiques est peu toxique, par suite de l'insuffisance de la dépuration urinaire. En outre, il montre l'action bienfaisante du bain d'air chaud sur le rein, puisque ce dernier, après le chauffage, laisse plus facilement passer les toxines urinaires. Nous avons vu que, le lendemain du bain, la quantité d'urine émise est plus considérable. Rapprochons de ce fait que cette urine est plus toxique. C'est là, ce nous semble, une preuve irréfutable de l'action bienfaisante du bain; sous son influence, le rein sécrète plus facilement et plus complètement.

Voici les résultats de deux injections, faites avec l'urine d'un de nos malades de la salle Combal (Obs. XV), l'une avant le chauffage, l'autre après le bain d'air chaud.

Expérience première, le 10 mars 1897.

Poids du lapin : 1,745 gram.

Température rectale : 38°.

Niveau de l'urine, dans l'appareil à injection : division 250.

8′	255e division.	1re miction. Convulsion légère.
15′	275 —	2e miction. Temp. = 37°,9.
20′	300 —	
30′	325 —	3e miction. Pas de myosis.
32′		4e miction.
35′	335 —	Temp. = 37°,5. Petites convulsions.
40′	350 —	Convulsions. Raideur.
42′	360 —	5e miction.
50′	400 —	Un peu de myosis.
55′	425 —	Temp. = 36°,5. 6e miction.
1 h.10′	475 —	Somnolence. 7e miction.
1 h.15′	500 —	Respiration accélérée. Tremblement généralisé. 8e miction.
1 h.20′	525 —	Affaiblissement extrême. Mort bientôt après

Le lapin a uriné 8 fois.

Il a fallu 275 centim. cubes d'urine pour tuer un lapin du poids de 1k,755. Par un calcul très simple, on voit qu'un kilogramme de lapin a nécessité 157cc,5. La vitesse de l'appareil était de 4 centim. cubes par minute.

Donc la toxicité urinaire avant le chauffage était de 157cc,5 par kilogramme, c'est-à-dire une toxicité extrêmement faible, la toxicité normale étant de 80 centim. cubes en moyenne, étant donnée la vitesse de notre appareil à injection.

Expérience II., — Voici maintenant les résultats de l'injection faite avec les urines recueillies pendant les vingt-quatre heures qui ont suivi le bain d'air chaud du 11 mars.

7

Poids du lapin : 2,560 gram. — Temp., 38°,7. — Niveau du liquide : 0.

5'	25e division.		
15'	75	—	
20'	100	—	1re miction. Pas de myosis.
25'	125	—	Temp. = 37°,7. Tremblement dans le train postérieur.
	150	—	2e miction. Tremblements s'accentuent.
	165	—	3e miction. Un peu d'abattement. Respiration devient difficile.
	170	—	4e miction. Temp. = 37°,3.
35'	175	—	5e miction. Myosis débute.
	200	—	Le lapin urine à chaque instant. Respiration très pénible. Tremblements généralisés.
	210	—	Convulsions. Raidissement.
50'	220	—	Convulsions cloniques.
55'	225	—	Convulsions. Respiration de plus en plus gênée. Mort.

Il a fallu 225 centim. cubes d'urines pour tuer un lapin de 2,560 gram., ce qui fait 87,7 par kilogramme. La toxicité est donc de 87,7 par kilogramme. — Urines convulsivantes.

Si l'on rapproche les résultats de ces deux expériences, on voit que la toxicité urinaire, avant le bain d'air chaud, était de 157cc,5 ; après le bain, elle est de 87,7. De plus, l'urine émise avant le bain était peu convulsivante ; celle qui a été rendue après le bain l'est beaucoup plus.

Ces expériences ont été répétées plusieurs fois avec l'urine du même malade, et toujours la toxicité urinaire a été augmentée dans des proportions très notables par le bain d'air chaud.

Dans nos autres observations, nous obtenons des résultats analogues :

Obs. XII. — La toxicité urinaire a augmenté par le chauffage.

Obs. XIII. — Avant le chauffage, hypotoxicité ; après le bain, hypertoxicité.

De pareils résultats sont extrêmement démonstratifs. Ils montrent clairement l'action bienfaisante du bain d'air chaud sur le rein, puisque celui-ci qui, avant le chauffage ne laissait filtrer qu'une petite quantité d'urines, pauvres en toxines, sécrète après le bain d'air chaud une urine abondante et très toxique.

Cette augmentation de la toxicité urinaire par le bain d'air chaud a, du reste, été constatée dans des états pathologiques autres que les néphrites. C'est ainsi que chez plusieurs épileptiques, soumis par M. le professeur Carrieu au traitement par le bain d'air chaud, nous avons pu nous rendre compte de l'augmentation de la toxicité à la suite des bains.

Le 11 mars, par exemple, nous avons, avec M. Magnol, injecté à un lapin, des urines d'épileptique rendues avant le bain d'air chaud. La toxicité a été de 89 centim. cubes par kilogramme.

Le 13, nous avons opéré avec des urines émises après le chauffage. La toxicité a été de 32,25, c'est-à-dire une toxicité énorme. Nous avons même cru avoir fait une erreur dans notre expérience, tant ce chiffre nous a paru élevé. Une injection a été pratiquée séance tenante à un deuxième lapin ; le résultat a été identique.

Depuis lors, M. le Dr Magnol a fait, avec des urines d'épileptique, de très nombreuses injections, et les résultats sont semblables.

La conclusion naturelle de ces diverses expériences, c'est que le bain d'air chaud a une action indéniable sur la sécrétion urinaire, puisque, grâce à lui, le rein sécrète plus et mieux.

7° *OEdèmes.*— Sous l'influence du bain d'air chaud, les œdèmes diminuent et disparaissent, plus rapidement encore que par les bains d'eau chaude ou de vapeur. Nos deux malades de la salle Bichat (Obs. XIII et XV), qui présentaient de l'œdème de la face et des membres inférieurs, ont vu cet œdème disparaître au bout de quelques bains.— De même, notre homme de la salle

Combal (Obs. XV), entré avec une anasarque généralisée, et qu'on n'a pas pu chauffer d'emblée, à cause de l'état de son cœur, a été rapidement débarrassé de l'hydropisie restante par les bains d'air chaud. Chez le militaire de la salle Laënnec, 26 (Obs. X), l'œdème de la face a disparu par le chauffage, qui a contribué, concurremment aux moyens locaux, à la disparition de l'œdème glottique.

CHAPITRE VI

I. — DURÉE DU BAIN.

La durée moyenne est de 30 minutes. Chez la plupart de nos malades, nous avons laissé l'appareil allumé pendant une demi-heure. Au delà de ce temps, la sensation de chaleur peut être gênante. Ce n'est là, nous le répétons, qu'une moyenne. Quelques sujets sont incommodés après une durée de 25 minutes. D'autres, au contraires, supportent, sans aucune fatigue, une plus longue séance de chauffage.

Notre brightique du n° 16 de la salle Bichat, par exemple (Obs. XIII), est restée plusieurs fois sous l'appareil à air chaud plus d'une heure. Le 17 janvier, la séance a été d'une heure et demie. Le 15, de 1 h. 3/4. Le 24, de 2 heures, toujours sans aucune gêne.

Quant à l'intervalle qui sépare les unes des autres, les séances de chauffage, il est habituellement de 48 heures; c'est dire que l'on donne un bain tous les deux jours; quelquefois, on ne chauffe le malade que tous les trois jours.

II. — INDICATIONS ET CONTRE-INDICATIONS.

1° INDICATIONS.— a) *Néphrites épithéliales.*— La forme anatomique de néphrite dans laquelle le bain d'air chaud est particulièrement indiqué et donne de bons effets, est la *néphrite épithé-*

liale aiguë et surtout subaiguë. C'est la conclusion que nous per-
mettent de poser les observations rapportées dans notre thèse.
La plupart de nos malades étaient atteints de néphrite aiguë ou
subaiguë, avec oligurie et dépôt épithélial abondant. Sous l'influence de notre médication, nous avons vu une polyurie se produire, en même temps que le dépôt diminuait sensiblement. Relativement à la néphrite aiguë, si le début en a été dramatique,
s'il y a du sang en abondance dans l'urine, s'il y a de la congestion pulmonaire, il sera prudent d'attendre, pour instituer le
chauffage, que ce premier orage se soit apaisé. Le bain d'air
chaud, en effet, augmenterait la congestion pulmonaire sans
diminuer peut-être la congestion rénale.

Parmi les néphrites chroniques, c'est la *néphrite à prédominance épithéliale*, avec gros rein, qui est justiciable de notre
méthode thérapeutique. Ici, en effet, les lésions sont surtout paren-
chymateuses ; les symptômes rappellent ceux de la forme aiguë ;
les petits accidents du brightisme sont peu marqués ; en revanche,
nous trouvons des œdèmes, de l'oligurie, peu d'hypertrophie
cardiaque, un pouls mou, etc,

Les malades dont nos observations XIII et XIV rapportent
l'histoire clinique, présentaient un type de ces néphrites mixtes à
prédominance parenchymateuse. Les bains d'air chaud les ont
très sensiblement améliorés, alors que le traitement ordinaire
avait été sans succès, mais nous ne sommes pas arrivés,
comme dans les cas de néphrites aiguës, à la disparition complète
de l'albumine. Le processus était beaucoup trop ancien pour
pouvoir rétrocéder complètement.

b) *Œdèmes.*— C'est surtout dans les néphrites s'accompagnant
d'hydropisie qu'a été préconisée la méthode diaphorétique. C'est
même contre tous les œdèmes, quelle que soit leur cause, que les
auteurs ont employé les sudorifiques. — Nous avons déjà insisté
sur l'influence du bain d'air chaud dans les néphrites avec hydro-

pisie ; nous avons vu que cette hydropisie disparaissait plus facilement et plus rapidement que par les autres moyens.

Il est donc indiqué d'employer le bain d'air chaud dans les
néphrites avec œdème.

c) *Pouls mou. Faible tension.* — En étudiant les effets physiologiques du bain d'air chaud, nous avons montré que son action
sur le pouls est très remarquable. Sous son influence, nous avons
vu le pouls mou et peu tendu devenir plus plein et vibrant. —
Or, très souvent, dans les néphrites épithéliales, le pouls présente
ces caractères de mollesse et de faible tension : le bain d'air
chaud sera un bon moyen de lui donner plus d'ampleur et de
force.

2° CONTRE-INDICATIONS. — a) *Néphrite interstitielle.* — Le bain
d'air chaud est contre-indiqué dans les formes vasculo-conjonc-
tives s'accompagnant d'hypertrophie du cœur et d'artério-sclérose
généralisée. Les reproches que les divers auteurs adressent dans
ces cas aux bains de vapeur sont également vrais pour les bains
d'air chaud. Lecorché et Talamon proscrivent les bains chauds
« dans le petit rein contracté parce que l'hypertrophie cardiaque
est une contre-indication formelle à l'emploi d'une médication
capable de congestionner les poumons ». La congestion pulmonaire est, en effet, le gros inconvénient de la méthode dans les
néphrites scléreuses. Chez la plupart des malades, les vaisseaux
pulmonaires sont atteints d'artério-sclérose au même titre que
ceux du rein ; l'on comprend alors que la température élevée du
bain soit capable de déterminer, dans ces poumons à circulation
défectueuse, des troubles graves, depuis la simple congestion jusqu'à l'hémorrhagie.

De plus, nous avons vu que la néphrite épithéliale s'accompa-
gnait d'oligurie et que le bain d'air chaud remplissait cette
indication capitale d'établir une diurèse abondante. Au contraire,

dans la néphrite interstitielle, la polyurie est habituelle ; le bain chaud aurait donc peu d'effet sur la quantité des urines.

Enfin, les lésions de la néphrite chronique interstitielle avec rein scléreux, sont trop avancées pour que l'on puisse avoir quelque espoir de les faire rétrocéder.

b) *Nervosisme*. — On ne donnera pas le bain d'air chaud quand on se trouvera en présence d'un sujet à tempérament nerveux très accusé. Le bain, en effet, est excitant et produirait une exagération du nervosisme, en même temps qu'il fatiguerait le malade.

c) *Dermatoses*. — Enfin, les individus sujets aux dermatoses, à l'épiderme très sensible, ne seront pas non plus soumis au traitement par le bain d'air chaud ; car celui-ci, en produisant une violente congestion cutanée, risquerait de déterminer chez eux des éruptions de diverses natures.

CONCLUSIONS

Les indications que l'on se propose de remplir en traitant les néphrites par la chaleur, disions-nous au début de ce travail, sont les suivantes : 1° mettre à profit les propriétés vicariantes de la peau à l'égard du rein et soustraire par la peau des toxines urinaires ; 2° faire résorber les œdèmes ; 3° régulariser les échanges par excitation périphérique du tégument externe.

Nous avons étudié successivement les bains d'eau chaude et les bains de vapeur dans leur application au traitement des néphrites. Nous avons vu qu'ils remplissaient surtout la troisième indication, qu'ils s'adressaient principalement aux échanges ; nous avons constaté aussi que la disparition des œdèmes se faisait lentement, surtout par le bain de vapeur. Quant à la première indication, de toutes la plus importante, elle est très mal remplie par ces deux modes de balnéation.

L'étude détaillée que nous avons faite du bain d'air chaud, nous a montré la supériorité de ce procédé et l'excellence de ses résultats.

Le bain d'air chaud, en effet, est celui qui détermine les sueurs les plus profuses sans danger pour le malade ; la sudation se produit non seulement après le bain, mais pendant le bain lui-même ; partant, les toxines urinaires sont éliminées par la peau en grande quantité : le rein est déchargé d'autant : aussi les canalicules se reposent-ils, et cette amélioration se traduit le lendemain du bain par une polyurie manifeste, une diminution du taux de l'albumine, et une augmentation de la toxicité urinaire.

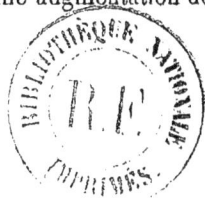

L'abondante sudation déterminée par le bain d'air chaud fait rapidement disparaître les œdèmes.

Enfin, l'atmosphère chaude et sèche, dans laquelle est plongée le malade produit une excitation périphérique du tégument, qui a pour effet, comme les autres excitations périphériques artificielles, de régulariser les échanges organiques et d'activer la nutrition.

Ainsi se trouvent remplies les trois indications fondamentales énoncées plus haut.

Les effets thérapeutiques de bain d'air chaud sont très favorables. Sous son influence, on voit l'albumine diminuer et disparaître dans la majorité des cas, ou bien descendre à un taux insignifiant dans les cas anciens, alors que les autres traitements n'avaient pas eu de prise sur elle ; les dépôts épithéliaux deviennent moins abondants et disparaissent ; les œdèmes se résorbent ; enfin l'état général s'améliore notablement.

Le bain d'air chaud mérite donc d'être employé dans les formes de néphrites que nous avons indiquées. Il n'a ni les inconvénients, ni les dangers du bain d'eau chaude et du bain de vapeur. Ses effets bienfaisants sont établis par de nombreuses observations.

INDEX BIBLIOGRAPHIQUE

ARLOING. — Toxicité de la sueur (Soc. de Biologie, 19 décembre 1896, 29 mai 1897).

BARTELS. — Maladies des reins.

BISCHOFF. — Contribution au traitement diurétique et diaphorétique de la néphrite parenchymateuse (Th. inaug., Bâle, 1882).

CARRIEU et MAGNOL. — Des bains d'air chaud dans l'albuminurie (Congrès de Nancy de 1896).

CEPPI. — Des bains chauds donnés dans le lit (Corr. Blatt. f. Schweizer Aerzte, août 1882).

DEHIO (R). — Du bain d'air chaud comme diaphorétique (Saint-Pétersbourg, med. Wochensch, novembre 1895).

GUESSE. — Du traitement sudorifique des néphrites (Vratch, n; 11, 1884).

HENLE. — Rationnelle pathologie.

HESS. — Traitement diaphorétique de la néphrite (Inaug. Diss., Saint-Pétersbourg, 1885).

JACCOUD. — Traitement de l'albuminurie brightique (Gaz. des Hôpitaux, 1884).

KORKOUNOFF. — De l'influence de divers agents sur l'élimination de l'albumine dans la néphrite (Inaug. Diss., Saint-Pétersbourg, 1884).

LABADIE-LAGRAVE. — Pathogénie et traitement des néphrites.

LÉCORCHÉ et TALAMON. — Traité de l'albuminurie.

LEUBE. — Deutsch. Archiv. f. Klin. Med., 1876.

LEYDEN. — Klinische Untersuchungen über Morb. Brighti, 1880.

LIEBERMEISTER, — Prag. Vierteljahrschr, 1861.

— Deutsch Archiv., f. Klin. Med., 1866.

OSBORNE. — On dropsies connected with suppressed perspiration; London, 1835.

Plicque. — Traitement des néphrites chroniques en Allemagne (Gaz. des Hôp., septembre 1890).

Rayer. — Maladies des reins.

Rosenstein. — Traité des maladies des reins.

Senator. — Traité de l'albuminurie.

Weigert. — Die Brightischen Nierenerkrankung, Volkmann, Klinische Vorträge, 182 n, 163.

Ziemssen. — Deutsch. Archiv. f. Klin. Med., 1867.

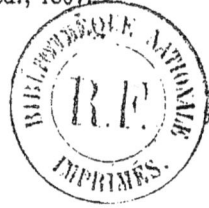

TABLE DES MATIÈRES

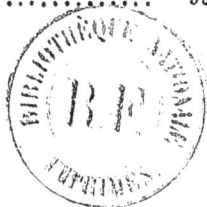

MONTPELLIER. — IMPRIMERIE CHARLES BOEHM

.

www.ingramcontent.com/pod-product-compliance
Lightning Source LLC
Chambersburg PA
CBHW032325210326
41519CB00058B/5819